中等职业教育数字化课程建设教材

供护理、助产及其他医学相关类专业使用

# 护 理 礼 仪

HULI LIYI

**主　编**　李　蕾

**副主编**　陆海云　任　乐

**编　者**（按姓氏汉语拼音排序）

李　蕾（南昌市卫生学校）

梁兰兰（新疆巴音郭楞蒙古自治州卫生学校）

刘小蓉（重庆市医药卫生学校）

陆海云（南宁市卫生学校）

任　乐（南阳医学高等专科学校）

伍　一（湛江中医学校）

严　敏（南昌市卫生学校）

章　颖（黑河市卫生学校）

科 学 出 版 社

北 京

## 内 容 简 介

护理礼仪是卫生职业教育护理专业的一门专业课程，是一门以公共礼仪为基础，研究护理过程中护士行为规范的综合性应用学科。本书依照最新国家和行业职业技能标准，结合护理专业实践需求编写而成。在书中配有大量考点试题及情景案例，可通过手机等移动设备扫描书页获取相关知识，丰富生动、直观易学。同时，在正文中设置知识链接、案例等模块，章末附有自测题，以辅助传统纸质教材使教学内容更加完善。为应本学科实践需求，特在书末设有实训指导。

本书可供护理、助产及其他医学相关类专业使用。

**图书在版编目（CIP）数据**

护理礼仪 / 李蕾主编．—北京：科学出版社，2018.4
中等职业教育数字化课程建设教材
ISBN 978-7-03-055595-3

Ⅰ．护…　Ⅱ．李…　Ⅲ．护理－礼仪－中等专业学校－教材
Ⅳ．R47

中国版本图书馆CIP数据核字（2017）第288538号

责任编辑：张立丽　丁彦斌 / 责任校对：张凤琴
责任印制：李　彤 / 封面设计：铭轩堂



科学出版社 出版
北京东黄城根北街16号
邮政编码：100717
http://www.sciencep.com
北京凌奇印刷有限责任公司 印刷
科学出版社发行　各地新华书店经销
*
2018年4月第 一 版　开本：787×1092　1/16
2022年2月第四次印刷　印张：9
字数：213 000
**定价：28.00元**
（如有印装质量问题，我社负责调换）

# 中等职业教育数字化课程建设教材

# 中等职业教育数字化课程建设教材

## 教材目录

| 书名 | 主编 | 书号 |
| --- | --- | --- |
| 1. 语文 | 孙敬华　李经春 | 978-7-03-055597-7 |
| 2. 英语 | 方　莉 | 978-7-03-055594-6 |
| 3. 医护英语 | 曹　岚 | 978-7-03-055598-4 |
| 4. 计算机应用基础 | 张全丽 | 978-7-03-055596-0 |
| 5. 职业生涯规划与就业指导 | 宋晨升 | 978-7-03-055723-0 |
| 6. 护理礼仪 | 李　蕾 | 978-7-03-055595-3 |
| 7. 人际沟通 | 王艳华 | 978-7-03-055397-3 |
| 8. 解剖学基础 | 万爱军 | 978-7-03-055390-4 |
| 9. 生物化学 | 钟楠楠　丁金娥 | 978-7-03-055482-6 |
| 10. 化学（第 3 版） | 丁宏伟 | 978-7-03-055914-2 |
| 11. 医用物理（第 2 版） | 李长驰 | 978-7-03-055913-5 |
| 12. 生理学基础 | 柳海滨 | 978-7-03-055393-5 |
| 13. 病理学基础 | 周士珍　卢桂霞 | 978-7-03-055395-9 |
| 14. 药物学基础 | 符秀华 | 978-7-03-055387-4 |
| 15. 医学遗传学基础 | 王　懿 | 978-7-03-055349-2 |
| 16. 病原生物与免疫学基础 | 郑小波　王有刚 | 978-7-03-055449-9 |
| 17. 护理学基础 | 郭　蔚 | 978-7-03-055480-2 |
| 18. 内科护理 | 张晓萍 | 978-7-03-055354-6 |
| 19. 外科护理 | 王　萌　郝　强 | 978-7-03-055388-1 |
| 20. 妇产科护理 | 李民华 | 978-7-03-055355-3 |
| 21. 儿科护理 | 李砚池 | 978-7-03-055394-2 |
| 22. 健康评估 | 袁亚红　程　颖 | 978-7-03-055391-1 |
| 23. 社区护理 | 马　英 | 978-7-03-055389-8 |
| 24. 老年护理 | 杨建芬　张　玲 | 978-7-03-055350-8 |
| 25. 传染病护理 | 曾志励 | 978-7-03-055720-9 |
| 26. 中医护理基础 | 韩新荣 | 978-7-03-055558-8 |
| 27. 急救护理技术 | 程忠义 | 978-7-03-055396-6 |

# 前　言 QIAN YAN

党的十九大对优先发展教育事业，加快教育现代化，办好人民满意的教育作出了重要部署，对发展职业教育提出了新的要求——完善职业教育和培训体系，加快实现职业教育的现代化，深化体制机制改革，加强师德建设，深化产教融合、校企合作，提升职业教育开放水平和影响力。为我国新时代职业教育和继续教育指明了方向，明确了任务。

科学出版社深入贯彻党的十九大精神，积极落实教育部最新《中等职业学校专业教学标准（试行）》要求，并结合我国医药职业院校当前的教学需求，组织全国多家医药职业院校编写了《中等职业教育数字化课程建设教材》。本套教材具有以下特点。

1．新形态教材　本套教材是以纸质教材为核心，通过互联网尤其是移动互联网，将各类教学资源与纸质教材相融合的一种教材建设的新形态。读者可通过中科云教育平台，快速实现图片、音频、视频、3D 模型、课件等多种形式教学资源的共享，并可在线浏览重点、考点及对应习题，促进教学活动的高效开展。

2．对接岗位需求　本套教材中依据科目的需要，增设了大量的案例和实训、实验及护理操作视频，以期让学生尽早了解护理工作内容，培养学生学习兴趣和岗位适应能力。教材中知识链接的设置，旨在扩大学生知识面，鼓励学生探索钻研专业知识，不断进步，更好地对接岗位需求。

3．切合护考大纲　本套教材紧扣最新《护士执业资格考试大纲（试行）》的相关标准，清晰标注考点，并针对每个考点配以试题及相应解析，便于学生巩固所学知识，及早与护考接轨，适应护理职业岗位需求。

“护理礼仪”是卫生职业教育护理专业的一门专业课程，是一门以公共礼仪为基础，研究护理过程中护士行为规范的综合性应用学科。重视礼仪、学习礼仪、应用礼仪是提高护士综合素质，提升护理品质的一项重要内容。本课程的任务是使学生了解护理礼仪的基本理论和基本知识，掌握礼仪在护理工作中的应用技巧，培养护理专业学生良好的职业素质和行为习惯，为今后学习各门专业课程及从事护理工作奠定基础。

《护理礼仪》是本套教材中的一本，按照本套教材统一要求编写。主要供护理、助产专业使用，也可供其他医学相关专业使用。全书共 9 章，分别为绪论、护士仪容礼仪、护士服饰礼仪、护士行为礼仪、护士言谈礼仪、护士交往礼仪、护士工作礼仪、护士求职礼仪、涉外礼仪。体例上有案例、知识链接、自测题、实训指导等，帮助学生练习和拓展知识面。

本书在编写过程中，得到科学出版社和各参编单位的大力支持，同时还参考引用了礼仪方面的大量有关书籍，在此一并表示深切的谢意。本书是全体参编人员共同努力的结果。尽管我们在本书的编写过程中付出许多辛劳，但由于能力和水平有限，难免有诸多不足，敬请广大师生提出宝贵意见，以便不断完善。

编　者

2018年1月

# 目 录 MU LU

# 第1章 绪论

## 第1节 礼仪的基本概念

**案例 1-1** 胸外科来了两名新护士，林燕和李怡。工作一周后，护士长考察发现，许多患者愿意让李怡为自己服务。林燕和李怡技术考核都是优秀，这是怎么回事呢？通过了解，患者回答：“林护士衣服总是脏脏的，说话又生硬，看样子就不怎么专业。李护士穿着干净清爽，说话温柔和气，我们喜欢她为我们操作。”护士长决定找林燕谈谈礼仪要求。

**问题：** 1. 什么是礼仪？

2. 礼仪的原则有哪些？

我国自古就有“文明古国”“礼仪之邦”的美誉。在五千年的历史演变过程中，不仅形成了一整套完整的礼仪思想和礼仪规范，而且重礼仪、守礼法、行礼教已经内化为民众的自觉意识而贯穿于心理与行为活动之中，成为中华民族的文化特质。礼仪是一个国家社会风气的现实反映，是一个民族精神文明和进步的重要标志。

随着社会的进步，礼仪规范对现代人类生活的影响越来越大。各行各业都把礼仪修养培训作为行业员工上岗培训的首要内容。医疗卫生服务作为一种特殊的服务行业，要充分意识到职业礼仪规范对提高行业服务质量的重要性。因此，护理礼仪已成为护理教育的重要课程。

### 一、礼仪的概念

礼仪是在人际交往过程中得到共同认可的行为规范和准则，是对礼貌、礼节、仪表、仪式的统称。礼仪包括“礼”和“仪”两部分。“礼”即礼貌、礼节，也指礼物；“仪”即仪表、仪态、仪式、准则等。

1. 礼貌　是指人们在交往过程中为表示尊重和友好，通过语言和动作表现敬意的行为规范，如尊称、主动打招呼、道谢等。它反映了时代的风尚与道德水准，体现了人们的文化层次和文明程度。

2. 礼节　是人们在社会交往中表示尊重、祝贺、哀悼等惯用形式，是礼貌在语言、行为、仪态等方面的具体表现形式。它具有形式化的特点，主要指日常生活中的个体礼貌行为。

3. 仪表　是人的外在表现，包括容貌、服饰、仪态等。

4. 仪式　是在较为庄重的场合为表示敬意或隆重，举行具有专门程序的规范化活动，如各种会议、项目的开幕式或闭幕式、颁奖仪式等。

从本质上讲，礼貌是礼仪的基础，礼节、仪表、仪式是礼仪的基本组成部分。礼仪是由一系列具体的、表现礼貌的礼节构成，它不像礼节一样只是一种做法，而是一个表示礼貌的系统、完整的过程，在层次上高于礼貌、礼节，其内涵更深、更广。礼仪的含义包括四个方面：第一，礼仪是一种行为准则或规范；第二，礼仪受文化传统、风俗习惯、宗教信仰及时代潮流的直接影响；第三，礼仪是个人学识修养、品质的外在表现；第四，礼仪的目的是通过社交各方面的相互尊重，达到社会人际关系的和谐状态。

（考点：礼仪的概念）

## 二、礼仪的分类

礼仪按照行业分为行业礼仪（或职业礼仪）和非行业礼仪，行业礼仪有政务礼仪、商务礼仪、服务礼仪；非行业礼仪有社交礼仪和国际礼仪等。

1．政务礼仪　指公务员在执行国家公务时应遵守的礼仪规范或准则，又称国家公务员礼仪。

2．商务礼仪　指从事经济贸易活动的人员在工作交往中应遵守的礼仪规范和准则。

3．服务礼仪　指各类服务行业的从业人员在本职岗位上应遵守的礼仪规范或准则。

4．社交礼仪　指人们在一般性交际应酬场合中应遵守的行为规范或准则，又称交际礼仪。

5．国际礼仪　指人们在国际交往中，在和外国人打交道时应遵守的礼仪规范或准则，又称涉外礼仪。

## 三、礼仪的原则

遵循礼仪规律，坚持礼仪原则，是更好地学习、应用礼仪知识进行人际交往的一大关键。

1．遵守原则　在交际活动中，每一位参与者都必须自觉、自愿地遵守礼仪规则。否则，除交际沟通失败外，还会遭受公众指责。这种不约而同地督促每位沟通交往者自觉自愿以礼仪规范自己交往言行的现象，即为遵守原则。只有掌握、坚持这条原则，才能保障礼仪的逐步推广和规范运用。

2．自律原则　古人云："己所不欲，勿施于人。"礼仪规范由"对待他人的做法"和"对待自己的要求"两部分组成，其中最重要的就是对自我的要求，即运用中需要重视自我要求、自我约束、自我控制、自我检点、自我反省，对待个人的自律要求是礼仪的基础和出发点。

3．敬人原则　要求人们在交际活动中，对交往对象要互谦互让、互尊互敬、友好相待、和睦共处。始终恭敬重视对方，注重将敬人放在人际交往活动的首位。真正灵活掌握、运用礼仪规范知识，引领、督促双方的人际交往，彼此诚挚相处、深情互见。

4．宽容原则　即在交往活动中，不仅要严于律己，更要宽以待人，多理解、体谅、容忍他人，而不要求全责备、过分苛求、咄咄逼人。要有容人之短、海纳百川的胸襟与度量，"水至清则无鱼，人至察则无徒"。自觉给他人个人行为的自由，切实做到在严于律己的前提下宽以待人，宽待容忍那些与众、与己不相同的行为。

5．平等原则　平等是礼仪的核心，对人应以诚相待，一视同仁，给予同等礼遇。这是人际交往时获得对方接纳、理解、尊敬和友好的一件法宝，务必熟练掌握、坚持常用。

6．从俗原则　礼仪交往要求人们尊重对方、入乡随俗，而不要妄自尊大、自以为是，或歧视甚至否定其他民族和国家的习俗。人际交往时要正确认识和尊重因不同国情、民族及文化背景所形成的"十里不同风，百里不同俗"的客观现实，坚持入乡随俗，注意确保自己的言行与绝大多数人的习惯做法相同，杜绝自高自大、否定他人、唯我独尊的交往恶习，使礼仪规范运用得心应手、生动自如。

7. 真诚原则　要求人们在运用礼仪时，务必以诚待人、表里如一、言行一致，不得口是心非、阳奉阴违。在社交场合，并非每个人都能有优美的姿态、潇洒的风度、得体的谈吐，但是只要真诚相待，就能赢得对方的礼遇和信任。

8. 适度原则　在与人交往时，首先要感情适度，既要彬彬有礼，又不能低三下四；其次要谈吐适度，既要坦率真诚，又不能言过其实；最后要举止适度，既要优雅得体，又不能夸张造作。坚持适度得体，注意经常优化交往技巧，努力做到把握分寸、符合规范、表达敬意，保障人际交往的有效性。

（考点：礼仪的原则）

**知识链接**

**曾子避席**

一次，孔子问坐在身边的弟子曾子："过去的圣贤之王有至高无上的德行、高深的学问以教化天下人民，所以君臣相安、人民安居乐业，你知道是为什么吗？"曾子听了，明白老师是要指点他道理，于是起身离席，恭恭敬敬行礼答道："学生愚钝，不知其中的深刻道理，请老师指教。"

这便是"曾子避席"的故事。在这里，"避席"是一种非常礼貌的行为，当曾子听到老师要向他传授时，起身离席、行礼请教，是为了表示他对老师的尊重。曾子知书达理，向老师求教时的礼貌、谦逊态度成为后世传颂的佳话。

## 四、礼仪的作用

通常，礼仪以其独特的作用联络个人、维系社会，成为人们约定俗成地运用、遵守的行为规范和习惯。这些作用具体包括以下几点。

1. 沟通作用　实践证明，任何成功的人际交往与交往双方相互热情问候、亲切微笑、文雅谈吐、友善目光、得体举止等以礼相待的言行密切相关。因此，礼仪形成了人类交流感情、达成共识、建立友谊和开展活动的群体生活纽带，是人们进行人际交往必须借助、利用的力量。

2. 协调作用　作为人们社会交往活动的一种润滑剂和人际关系建立发展的适用调节器，礼仪对于构建扶持一种新型人际关系，具有友爱、团结、平等及互助的重要作用。人们交往时只要充分利用礼仪的这种作用，就可尊重取悦对方，缓和冲突矛盾，产生信任、好感，加强紧密合作，进而达到个人亲切友好、平易近人，群体团结互助、营造友谊的目的。

3. 维护作用　由于礼仪是人类社会文明发展程度的衡量标志和客观反映，因而对维护社会秩序和促进文明建设，具有法律不能替代的作用。礼仪的这种作用可有效地督促人们知书讲礼、文明守纪，理性地促成家庭和睦、社会稳定，进而营造和谐安定的社会环境，对于良好的社会风尚形成产生深刻、广泛和持久的影响。

4. 美化作用　在人类生活经验中产生的礼仪规范，十分讲究人的内在美和外在美的和谐统一。强调一个人塑造良好形象时，必须内外优化，整体配合，逐步形成内有美好心灵、外有优美举止和美丽仪表的有机整体。只有在个人重视自身美化的基础上，才能使人们相处更和睦、生活更温馨、事业更兴旺。

5. 教育作用　实际上，蕴含丰富文化内涵的礼仪规范，历年来一直作为人类的教育工具，巧妙地以合理劝阻、客观评价、典型示范和熏陶影响等教育方式引领帮助人们纠正不良行为习惯，逐步成为通情达理、助人为乐、精通业务、讲求奉献的好公民。此外，从教育角度而言，严格按礼仪规范交往的个体本身还具有示范教育的作用，可直接给周围的人提供耳濡目染的教育机会，有利于人们改正缺点、端正品行、净化心灵、陶冶情操，有利于从整体上提高人民群众的综合素质。

## 第2节 护理礼仪的基本概念

**案例1-2** 患者，女，55岁，农民，小学文化。因多饮、多食、多尿伴体重减轻，来院就诊，门诊以“糖尿病”收入院。责任护士李怡非常热情地迎接患者，耐心地与其沟通，认真实施各项护理操作。但患者因患病焦虑及更年期综合征，情绪不稳定，易怒，多次刁难。李怡均举止优雅、态度和蔼地解决了患者提出的难题。

**问题：** 1. 李怡的言谈举止符合护理礼仪的哪些特征？

2. 护理礼仪的作用有哪些？

护理是救死扶伤的神圣职业，护士是人们心目中的“白衣天使”，是爱心、细心、耐心、责任心的代名词。护理礼仪与修养，直接影响着护士职业形象和护理职业的发展，影响着护理质量的提高和护理专业的发展。护理礼仪文化应当渗透于护理教育当中，使整个护士队伍群体素质更为优质和提升，更受到社会的尊重和信赖。

### 一、护理礼仪的含义

护理礼仪是护理工作者在进行医疗护理和健康服务过程中形成的被大家公认和自觉遵守的行为规范和准则，属于职业礼仪的范畴，是一种专业文化模式。

护理礼仪来源于护理实践，又须直接应用于护理服务，是护士素质、修养、行为、气质等各方面的综合反映。具体来说，它是护理人员在整个护理过程中，为了塑造个人和组织的良好形象，所应当遵循的尊重患者、尊重患者家属、尊重其他工作人员的礼节，并注重自身仪表、仪态、仪容等方面的规范和程序。护理礼仪是一般礼仪在护理工作中具体的运用和体现，对于培养合格护士，提高护理服务质量和优化护理整体综合素质作用重大，影响深远。

（考点：护理礼仪的含义）

**知识链接**

**优秀护士的理想特征**

外观整齐清洁，亲切自然；性格开朗，能给别人带来轻松愉快感；具有敬业精神；具有责任感和工作主动性；具有良好的沟通技巧；具有专业知识和娴熟的技能；有思想，有主意，有方法；待人谦恭，懂得做人做事的礼节道理；人际关系良好，尊重患者、同事、亲友。言行品性可让人依赖。善良，有同情心，肯帮助别人。

### 二、护理礼仪的特征

1\. 规范性　护理礼仪是护士必须遵守的行为规范，是建立在相关法律、规章、守则和原则基础上的，是护士待人接物、律己敬人、行为举止等方面规定的模式或标准。这种规范性，不仅约束着护士自身的行为，也是衡量护士合格与否的尺度。例如，不少国家对护士的着装有统一规定，工作时必须戴帽，穿护士服和护士鞋等。

2. 强制性　护理礼仪中的各项内容是基于法律、规章、守则和原则基础上的，对护士有一定的约束力和强制性。护理人员提供的护理服务，实质上是由一系列专业性很强的护理操作技术组成的，如给药、导尿等，其目的是满足患者生理和心理需求。而护理礼仪也正是在这些操作实施过程中通过规范的举止和合适的语言得以体现的。因此，在日常护理工作中，护理人员必须约束自己的一些不正确、非专业的行为和语言。必须牢记，严格地遵循操作技术原则是为服务对象提供良好护理服务的重要保证。

3. 综合性　护理礼仪作为一种专业文化，是护理服务科学性与艺术性的统一，是人文和科技的结合，是伦理学和美学的结合。护理礼仪体现的是护理人员的综合素质，不仅反映在护理人员的服饰仪表和外在精神面貌上，更是其内在的道德品质、思想素质、敬业精神和自身修养的深层展现，在护理活动中体现出护士的科学态度、人文精神和文化内涵。护理礼仪强调对患者的人文关怀和对生命的尊重，护理人员在服务患者的过程中必然会体现出科学的工作态度和丰富的文化底蕴，在为患者进行各项护理操作时必然展现出自身的语言美、风度美和技艺美，从而让服务对象感到满意。

4. 适应性　护士对不同服务对象或不同的文化礼仪具有适应能力。南丁格尔指出：人是各种各样的，社会、职业、地位、民族、信仰、生活习惯、文化程度不同，所患疾病也不同，要使千差万别的人都达到治疗和康复所需要的状态，这本身就是一项最精细的艺术。随着国际友好往来增多，护理工作面对的患者其信仰、风俗、文化等各方面都有所不同，护士要在工作中尊重患者的信仰、文化、习俗，并在交流、接触、调整中相互融合适应。

5. 可行性　护理礼仪要运用于护士实践中，应注重礼仪的有效性和可行性，要得到护理对象的认可和接受。护理礼仪要求具体细致、通俗易懂、切实可行，易于学习和掌握，可广泛应用于日常护理活动中，才有生命力和持久性。护理礼仪如果能恰到好处地应用到护理工作中，必将有利于护理工作者建立良好的医护关系、护患关系，提高工作效率和护理质量。

（考点：护理礼仪的特征）

## 三、护理礼仪的作用

南丁格尔曾说过：“护士其实就是没有翅膀的天使，是真善美的化身。护士走路的艺术、谈话的艺术、操作的艺术，都会给患者带来不同的心理感受，而我们希望的是带给患者未来、幸福、安宁和健康。”随着社会的进步、科技的发展及医疗模式的转变，人们对健康需求及对医疗服务质量的要求越来越高，护理礼仪已成为医院文化建设的重要组成部分。

1. 塑造个人形象，密切护患关系　从表面上看，护理礼仪只是一种职业行为，但实际上却具有非常丰富的文化内涵，是人的全部文化修养的外在体现，既反映了护士职业“以人为本，关爱生命”的原则，又体现出对他人的尊敬、友好。护理礼仪作为护士尊重患者的形式，也是护士获得患者尊重的重要途径之一。护理人员行为举止有礼、谈吐文雅、外表端庄、处事大方、办事沉着及对护理事业执着的追求都能彰显其人格魅力，成为美的载体，获得患者的尊重、信赖与合作，唤起患者对生活的向往，产生美的享受和追求，给患者以精神上的鼓舞，增添其战胜疾病的信心和勇气，有利于患者的身心康复，成为密切护患关系的桥梁。

2. 树立职业形象，提高护理质量　护理礼仪是护士职业形象的重要组成部分，是护士素质、修养、行为、气质的综合反映。良好的护理礼仪能使护理人员在护理实践中充分体现其自尊心、自信心、责任心。护士个人在工作场所的言谈举止、衣着服饰，已不再是单纯的个人行为，而是与所在医院的声誉紧密联系，甚至影响到社会对护士职业的评价，影响到护士在社会中的地位。同时，将护理礼仪融入临床护理工作的始终，可强化护理行为效果，提高护理质量，还可以构建和谐的护患关系，提升服务对象的满意度。

3. 融洽医护关系，营造和谐环境　人际交往，贵在团结与和谐。医护工作是互相配合、共同完成疾病治疗，并以促进患者康复为最终目标的工作。繁忙工作中对同事的一句问候、一个微笑、一句关切的话语，都可以拉近彼此的距离。而仪容整洁、精神饱满、行动干练，可获得同事的信任，有利于彼此的协作。因此，运用护理礼仪，对同事以礼相待，关心、体贴和尊重他人，可以营造和谐愉悦的工作环境。

## 四、护理礼仪修养的培养方法

“做人先学礼”，礼仪教育是我们人生的第一课。良好的气质和礼仪，绝不是先天就具备的，而是通过后天不断地学习和训练才逐渐形成的。要学好护理礼仪，必须充分发挥个人的主观能动性，注重理论联系实际，采取多种途径对礼仪修养进行培养。

1. 加强道德修养培养　作为社会道德的一种载体，礼仪修养始终离不开道德修养。有德才会有礼，修礼必先修德，两者紧密相连，密不可分。凡要提高礼仪修养水平，则必先大力加强道德修养，尤其对护理礼仪修养更是如此。因为护士只有通过强化道德修养，树立高尚的职业道德，才能具备优良的礼仪修养，切实密切护患关系，塑造护士良好形象。所以，每个护士都应高度重视自己的道德修养，严格遵守护理职业道德规范，在此基础上进一步加强自身的礼仪修养，以礼仪化的言行自觉维护“白衣天使”的崇高声望和荣誉。

2. 注重礼仪知识学习　礼仪学是一门综合性的专门学科，它和公共关系学、传播学、美学、民俗学、社会学等许多学科都有密切关系。一个人只有具备广博的文化知识，才能深刻理解礼仪的原则和规范；只有具备较高的文化层次，才能在不同场合更加自如地运用礼仪。因此，要提高自己的礼仪修养，必须注重礼仪知识和相关知识的学习，提高文学、艺术欣赏能力和审美能力，提升综合知识素养水平和文化底蕴。并将所学知识内化为文明素质和修养，将日常的语言美、举止美、仪态美转化为内在美、气质美、风度美，做到“知书识礼”，使护士美好形象的塑造得到升华，成为深受患者、同行和社会欢迎和放心的执业护士。

3. 开展护理礼仪的行为规范训练　学习护理礼仪是一个渐进的过程，不可急于求成，应该从基本的行为规范开始。例如，护士站姿、走姿、坐姿、蹲姿、端治疗盘、持病历夹、推治疗车和行礼问候等姿态的训练，需要循序渐进地反复训练才能达到良好的效果。在养成优雅端庄的行为举止、具备良好的语言沟通技巧之后，才能将其应用于护理实践中。

4. 应用于护理专业课程学习　除在护理礼仪课程中加强对护理礼仪行为规范的训练外，还应将护理礼仪应用于护理专业其他课程的学习中，尤其是“内、外、妇、儿、基”护理课程的学习，要主动将护理礼仪修养和沟通技巧渗透到各项护理操作中去，进行场景模拟练习，强化将理论与实践相结合的能力。

5. 规范临床护理礼仪实践　在提高护理礼仪修养时，要以积极的态度，坚持理论联系实践，将自己学到的护理礼仪知识积极运用于临床护理工作之中。护理礼仪本身就是一门应用科学。因此，学习护理礼仪，务必要坚持理论和实践的统一。要注重实践，将知识运用于实践，不断地在实践中学习，这是学习礼仪的最佳方法。离开实践，修养就成为无源之水、无本之木。

护理人员应该在临床工作中，时时处处自觉地从大处着眼、小处着手，以礼仪的准则来规范自己的言行举止。要提倡以老带新，互帮互教，团队协同，共同提高。

总之，礼仪之邦传承礼仪，现代社会注重礼仪。我国的护理礼仪与生俱来就具有中华文化的内涵及民族特色，现已成为中华礼仪的一道靓丽风景线。

## 自测题

**一、名词解释**

1. 礼仪
2. 护理礼仪

**二、填空题**

1. 礼仪的作用包括________、________、________、________、________。
2. 护理礼仪的作用包括________、________、________。

**三、选择题**

$A_1/A_2$ 型题

1. 礼仪的概念不包括（　　）
   A. 礼貌　B. 礼数
   C. 礼节　D. 仪表
   E. 仪式
2. 护理礼仪属于（　　）
   A. 政务礼仪　B. 商务礼仪
   C. 职业礼仪　D. 国际礼仪
   E. 社交礼仪
3. 护理礼仪的特征为（　　）
   A. 强制性　B. 专业性
   C. 服从性　D. 灵活性
   E. 操作性
4. 患者，女，72岁，宫颈癌末期，怨恨家属对其照顾不周，经常无故发怒，护士应遵循的护理礼仪原则是（　　）
   A. 从俗原则　B. 真诚原则
   C. 宽容原则　D. 自律原则
   E. 遵守原则
5. 患者，男，56岁，农民，胃癌术后。护士在探视时间与其进行交谈。谈话过程中，护士手机来电，护士立即接听电话，患者感到伤口阵阵疼痛，并很烦躁。护士违反了下列哪项护理礼仪原则（　　）
   A. 适度原则　B. 从俗原则
   C. 平等原则　D. 敬人原则
   E. 真诚原则

**四、简答题**

1. 礼仪的原则有哪些？
2. 护理礼仪的特征有哪些？
3. 如何培养护理礼仪修养？

（李　蕾）

第 2 章

# 护士仪容礼仪

## 第1节　头面仪容

案例 2-1　李怡是一名刚刚参加工作的年轻护士。今天是她第一天上班，爱美的她早早来到科室，穿戴整齐。戴帽子时特意别了一个自己喜欢的靓丽发夹，还留了一小缕头发沿着面颊搭下来，修饰自己略显圆润的脸蛋，并且化了个突显五官的精致妆容。可是护士长却批评了她，说她不懂得护士的仪容礼仪。

问题：1. 什么是仪容礼仪？

2. 化妆礼仪的要求有哪些？

仪容，通常是指人的外貌或容貌，主要包括头部和面部。在人际交往中，每个人的仪容都会引起交往对象的特别关注，并将影响到对方对自己的整体评价。在个人的仪表问题之中，仪容是重中之重。

仪容礼仪主要包括仪容自然美、修饰美和内在美。仪容自然美是仪容礼仪的第一层次，通常一个人天生丽质，必然让人觉得赏心悦目。仪容的修饰美是指个人依据礼仪规范和自身条件对仪容进行必要、恰当的人为修饰。通过化妆修饰、发式造型、着装佩戴等手段，弥补和掩盖在容貌、形体等方面的不足，并在视觉上把自身较美的方面展现出来，使外形得以美化。仪容的内在美，是人的思想、品德、情操、性格等内在素质的具体体现。内在美是岁月的沉淀，须经后天的培养，它完善了仪容美的整体内涵，是仪容美的最高境界。真正意义的仪容美，是以上三者的高度统一。

### 一、发型礼仪

发型是仪容美的重要组成部分，是自然美和修饰美的结合。

#### （一）发型礼仪的要求

1. 干净整齐　头发干净整齐是发型礼仪中的一项基本要求。如果头发油、头屑多还有异味，就会给人一种不爱干净的负面印象。头发的清洗要科学有效，根据清洁度、发质特点、环境和温度来选择清洗频率。一般来说，油性头发要比干性头发清洗频率高；头屑多、环境污染重的清洗频率应高；天热比天冷的清洗频率高。清洗时，水温应控制在40℃左右。洗头前先梳发，洗发液先挤在手心揉搓至起泡后再涂于头发上，用指腹轻轻揉搓发根至发梢，然后再用清水清洗干净。最后用适量护发素按摩发尾处并冲洗干净。

2. 合理养护　头发与五脏密切相关，中医言“发为血之余，发为肾之华”。如果肝肾虚，就会精血不足，头发自然也就不好。而头发与肾脏的关系则尤为密切。所以平时可以多吃一些黑芝麻、黑豆、核桃、黑米等食物，强肾润发。也可以向医生咨询选用一些何首乌、枸杞子之类的中药。在日常生活和工作中，学会劳逸结合，释放压力，尽量保持心情愉悦放松，避免过度思虑和焦躁。可以进行一些体育锻炼，适度的腰部锻炼对于固肾润发也有好处。

3．发质健康　好的发质可以传递给人一种健康整洁的印象。现代社会女性为了追求时尚，大多数人都会电焗及烫染头发，这样容易损伤发质，使头发变得枯燥、分叉、打结，看起来既不美观也不健康。生活中应尽量减少电焗及烫染对头发的伤害，让自己发质健康、发色自然。

（二）发型的选择

1．发型与脸型　常见的脸型包括瓜子脸、圆脸、方脸、长脸、菱形脸、三角形脸、倒三角形脸等，修饰原则是发型不与脸型重复。发型的轮廓必须配合脸型的轮廓，两者合以椭圆形为美。

（1）瓜子脸：俗称鹅蛋脸，是非常理想的一种脸型。拥有这种脸型的女性尤其显得端正典雅，适用于任何发型。切记不可太过复杂，以免影响本来脸型之美。

（2）圆脸：圆脸比较圆润丰满，最好选用头顶较高的发型，或者侧刘海和直线条的发型来拉长脸部，两侧略收紧，使脸型向椭圆靠拢。女性头发在颈部可多留一些，最好把额头露出。男性可以让顶发直立蓬松来达到拉长脸型的效果。

（3）方脸：方脸的主要特征为脸型方正，额头和下颌均较为开阔，给人以刚毅之美，缺点是不能展现女性的柔美。选用发型时要注意把顶部做高打造蓬松效果，两侧鬓角自然包裹下颌呈弧形，削弱方的感觉，打造圆润柔和之感。女性应以多层次、柔和的发型来弱化脸部僵硬的线条。男性顶部也可同样做到头发蓬松，刘海一定要尽量保留偏斜向刘海，并且将脸颊旁边的头发做蓬松，减少直线的感觉。

（4）长脸：古代贵妇喜欢长脸型，因为这种脸型有种难以言说的贵族气质。但是长脸型的人容易显老，原因是眼角到嘴角的距离过长，额头露出较多。为了弥补这种脸型的不足，额前垂下刘海是很关键的补救措施，这样在视觉上可以缩短脸的长度。切忌把发顶打蓬垫高，或者剃成光头，适合在脸颊两侧加宽发量，长发烫成波浪修饰面部两侧的直线条。不宜把头发剪太短，这样看起来脸会显得更长。

（5）菱形脸：又称“枣核形脸”。前额下颌轮廓狭窄，颊骨宽阔而高，给人的感觉非常灵巧。脑门处可以用齐刘海来补偿缺陷，让上面看起来宽一些。女性应避免平直的造型使颧骨突出，可以用蓬松的波浪增加脸型的柔和感，适合稍微凌乱富有浪漫感的发型。男性可以让顶部头发蓬松，注意刘海不要分缝。

（6）正三角形脸：额部较为狭窄，腮部较为宽阔，呈上小下大的典型特点，给人的感觉比较稳健。此种脸型的发型应该把发顶部收紧，两侧放松，自然包裹宽阔的腮部和下颌，刘海可选用斜分，弱化上小下大的正三角形脸型。

（7）倒三角形脸：又称“心形脸”或“甲字脸”。这种脸形与正三角形脸正好相反，特点是额部较为宽阔，两腮比较狭窄，呈倒置的三角形，给人的感觉是瘦小灵巧。下颌线条很迷人，发型应着重缩小额宽，并增加脸下部的宽度，女性头发长度以中长或垂肩长度为宜，发梢卷曲蓬松可以达到增宽下巴的效果。男性要注意头顶头发不要太蓬，两侧头发做得蓬松即可。

2．发型与体型

（1）矮小身材的发型：身材矮小者，给人以小巧玲珑的印象，此种身形的人不宜留长发，也不宜把头发搞得粗犷、蓬松。可选择短发或利用盘发增加高度，设计应精致。

（2）高瘦身材的发型：这种身材比较理想，适合留长发，不宜盘高发髻，也不宜将头发削剪得太短。

（3）矮胖身材的发型：矮胖的人要尽可能弥补自身的缺点，在发型的设计上要强调整体发势向上，应选用有层次感的短发、前额翻翘式等发型，不宜选择长波浪、长直发。

（4）高大身材的发型：这种身型的人应该尽量减少给人粗鲁的印象。优先选择简洁的短发，切忌发型花样繁复。

另外，选择发型也要注意脖子的特点。脖子长的人适合稍长的、波浪大的发型；脖子短的人要把头发扎起，暴露脖子，使其显长。

3．发型与服饰

（1）隆重的晚礼服：穿礼服一般是出席比较正式且隆重的场合。披肩式的发型往往显得不够庄重，因而搭配此类服饰以盘发为好，精心打理的挽发也使人体的颈项显得尤为修长，衬托出着装者优雅的服饰气质。

（2）正式场合的套装：职业女性在着职业装时发型应干练利落，不宜披头散发或者扎高马尾、高丸子头等。

（3）运动风格的服饰：穿此类服装时，发型多以利落的短发或是马尾辫为主，这样的发型不但具有活力也便于运动。

4．发型与年龄、职业　年龄不同，职业不同，选择的发型自然有所不同。青年学生，应以简洁、清爽的发型为主，不宜烫发和染发；老年人可选择大卷的短发，给人感觉慈祥、亲切；职场男女可选择端庄、干练的适合职业特点的发型，忌轻佻、另类的发型和发色。

## 二、面容礼仪

面容是指人的容貌，是一个人精神面貌的外观体现。干净清爽是面容礼仪的基本要求。每个人都应该养成良好的卫生习惯。如果面容不洁、满脸油污甚至浑身异味，那必然会破坏美感。

1．眼睛　眼睛是心灵的窗户，是人际交往中彼此注意最多的部位，也是面容礼仪中要注意的重要部位。注意及时清除眼睛的分泌物，如有眼疾需及时治疗并在家休养，回避社交活动。不宜当众滴眼药水、擦眼屎等。

2．眉毛　眉毛要修剪成形，杂乱的眉毛给人不洁的印象，过短的眉毛也容易让人觉得滑稽。如果眉型不好，可以通过化妆来弥补。

3．鼻子　注意鼻腔清洁和定期清理鼻头。在公共场所注意不要挖鼻孔、擤鼻涕、挤鼻部黑头等。男性要注意勤剪鼻毛。感冒时最好戴好口罩遮住口鼻出行。

4．口腔　坚持早晚刷牙，饭后漱口。上班前不宜吃有刺激性气味的食物，比如葱蒜、韭菜、臭豆腐等。上班期间不要咀嚼口香糖，吃东西后记得检查牙齿表面有没有异物残留。谈笑时，不要发出不雅的声响，如咳嗽、清嗓、打嗝等。若不慎发出声响，要向身边的人致歉。

5．耳朵　平时注意清洁耳朵，洗发后及时擦拭外耳道内污水，及时清理耳中的分泌物，修剪较长的耳毛。

6．颈项　是面部的延伸，平时保养面部时注意也要保养颈部。避免颈部皮肤松弛暗沉与面部皮肤形成较大反差，在做好清洁的同时，做好护肤和防晒。

## 三、化妆礼仪

爱美之心，人皆有之。不得不说，美始终具有一种令人无法抗拒的震慑力，尤其是人体的容貌，具有先天的自然属性。一个天生丽质的人在仪容美上是占有一定的优势的，但是容貌的易逝性会随着时间的消逝将这种美淡化掉，所以后天的保养和修饰性就显得尤为重要。医护人员更应该具备这种仪容保养和修饰能力，以增强自信心和树立良好的职业形象，增加患者对医护人员的信任度和美誉度。

（一）护肤美容

1. 皮肤类型分析　人体的皮肤根据皮脂腺的分泌情况、角质层的厚薄、角质层的含水量、角质层表面的 pH 及皮肤的特点，大致可分为四种类型：中性皮肤、干性皮肤、油性皮肤、混合性皮肤。每个人的皮肤类型都是不同的，皮肤类型的差异会因年龄、季节、身体状况、环境等因素而不同，哪怕是同一个人的不同部位的皮肤也可能存在着两种不同的类型。

（1）中性皮肤：是健康理想的皮肤状态。皮肤的状态为红润，富有光泽，纹理细腻，富有弹性，厚薄适中。皮脂与水分分泌平衡，并能适应外界的季节变化，对外界刺激不敏感，化妆后妆面较为持久，不易脱妆。

（2）干性皮肤：皮肤缺乏光泽，手感干涩粗糙，弹性较差，纹理细小，毛孔较小，皮肤薄而多褶皱，容易起皮屑。皮脂腺分泌较少，洁面后有紧绷感，对外界的刺激比较敏感，易长斑，附着力强，化妆后不易脱妆。干性皮肤分为缺乏油性的干性皮肤和缺乏水分的干性皮肤两类。

（3）油性皮肤：皮脂腺分泌旺盛，皮肤油光发亮，毛孔粗大，纹理粗，呈橘皮状，皮肤弹性好，不易发生皱纹，但会因皮脂分泌过多堵塞毛孔，感染后易形成痤疮或脂溢性皮炎。化妆后易脱妆难持久。

（4）混合性皮肤：兼有干性皮肤和油性皮肤两种特点，在面部的 T 形区（额、鼻、口周、下巴）呈油性状态，眼部及脸颊呈干性状态，T 形区的纹路不清晰、有油光，眼部及脸颊处的纹路较为明显，鼻周及下巴处有颗粒阻塞物。

2. 护肤品的选择　根据皮肤类型选择护肤品。

（1）中性皮肤：对护肤品的选择面比较广，主要以滋润和保湿为主，如保湿性强的爽肤水、润肤霜、补水面膜均可。

（2）干性皮肤：选择营养性、补水性强的化妆品，注意洁面时要选用温和无刺激的洁面产品，不要选用磨砂材质的，可选用补水面膜，如胶原面膜。

（3）油性皮肤：选择具有收敛、清爽型的护肤品。清洁皮肤可选用清洁力强的洗面奶，泡沫型或细砂磨砂膏，选择具有收敛性或清爽型的爽肤水、润肤霜，面膜尽量选用控油补水的。

（4）混合性皮肤：面部 T 形区适合选用控油、瘦脸、清爽的护肤产品，脸颊及眼周适合选用干性皮肤适用的护肤品，以滋润、保湿、补充营养和水分为主。

3. 面部皮肤的清洁

（1）卸妆：对于每天都化妆的人来讲，卸妆为面部清洁的第一步，相当于给皮肤做一次大扫除。方法为用棉签或棉片蘸取适量的卸妆产品（卸妆液、卸妆油、卸妆膏等）以眼部、眉毛、唇部、脸颊的顺序开始卸妆，将表面的彩妆处理干净后，用洁面产品（洗面奶、洁面乳、洁面皂等）和清水再彻底清洗干净。

（2）皮肤清洁：每天早晚可用洁面产品（洗面奶、洁面乳、洁面皂等）按照颈部、下巴、口周、鼻周、额部、面颊及耳部的顺序打圈清洗，再用温水彻底清洗干净。

（3）去角质：也被称为脱屑或者去死皮。操作方法为彻底清洁皮肤后，将去角质膏涂抹在颈部、下巴、鼻尖、双颊、额部（避开唇部、眼周、鼻孔）轻轻地向外向上打圈，然后用清水清洗干净。去角质的时间间隔可根据季节、皮肤类型和状态而定，不可过勤，以免损伤皮肤。正常情况下，一月一次即可。

4. 皮肤的日常护理和保养

（1）爽肤：面部皮肤清洁干净后，即可马上进行爽肤，方法是用棉片蘸取适量的爽肤水擦在面部，再用手指进行点弹、轻拍，直至吸收。

（2）面部按摩：可以促进皮肤的新陈代谢，加强血液循环，延缓衰老。方法为取适量按摩膏放于掌心，均匀地涂抹在脸上，顺着肌肤的纹理按由里到外、从中间向两边的原则，以打圈、提拉的按摩手法为主，按摩的顺序依次为额部、眼部、鼻部、唇部、面颊、下颌、耳部。按摩时间为15～20分钟，每周1～2次即可。

（3）敷面膜：根据各类皮肤的特点定期敷用面膜可以改善相应的皮肤问题，如干性皮肤恢复弹性，油性皮肤可以减少油脂、缩小毛孔，暗疮皮肤炎症得到控制等。面膜可以使皮肤变得光滑白皙、细嫩有光泽，常用的面膜有硬膜、软膜、膏状面膜、啫喱面膜、果蔬面膜、中药面膜等。

### （二）化妆修容

1. 妆前准备

（1）化妆工具的准备：粉扑、海绵、眼影刷、眉刷、口红刷、修眉刀、眉剪、睫毛夹、面巾纸、棉签。

（2）化妆品的准备：粉底、定妆粉、眉笔、眼线笔、眼影、睫毛膏、唇线笔、唇膏、腮红等。

（3）彻底护理皮肤：上化妆水、保湿性面霜、隔离霜，一定要充分，避免皮肤干燥，不至于定妆时出现脱屑现象。

（4）眉毛的修剪：用眉刀将多余的杂毛剔除，保留眉毛主线，用眉剪将影响眉型的长毛减掉。

2. 化妆的程序

（1）底妆：选择与皮肤颜色相近的粉底液，用海绵或手指以点、按、揉、压的方式由内而外地涂满整个面部，尤其注意发际线的边缘、眉毛边缘、眼睫毛根部、鼻翼两侧和唇周均要涂到，做到自然均匀有质感。肤色偏白的人选择比自己肤色暗一号的粉底，肤色偏黄的人选择紫色粉底，肤色偏红的人选择绿色粉底。

（2）定妆：选用与肤色相近的散粉或粉饼，用粉扑或散粉刷蘸取粉后用轻按或扫的方式进行定妆，以吸取底妆多余的油分，减少油光，使妆容更加贴合。

（3）眼部化妆：分为涂眼影、画眼线、涂睫毛膏三部分。

1）涂眼影：用眼影刷将深色系眼影均匀地呈扇形涂抹在靠近眼睫毛的上眼皮上，眼影一层一层晕染，不可太过浓烈。可在眉骨突出部分加上浅色眼影，突出眼部的立体感。

2）画眼线：顺着睫毛根部用黑色或深棕色眼线笔从眼尾向眼角的方向描画。由于是淡妆，不要画得过粗，尤其下眼线，颜色要浅，只画外眼角的1/3或1/2，眼线可以起到放大双眼，矫正眼睛形状的作用。

3）涂睫毛膏：先用睫毛夹将睫毛分3段夹卷翘，再用黑色的睫毛膏呈“Z”字形从根部向外涂，要一层一层小心涂抹，不可太厚，睫毛膏可以增添眼部魅力，显得眼睛明亮而灵动。

（4）画眉：先用眉粉在修好的眉毛上顺着眉毛的生长方向晕染，要求均匀自然，再用眉笔轻轻描画补充，眉毛要求上虚下实。眉头自然，不需要过多描画，眉峰明显，眉尾尖尖，不可生硬地画出眉毛轮廓后再把中间填满。

知识链接

**标准眉的位置**

眉头：在鼻翼和内眼角垂直延长线上。

眉峰：在眼正视前方时眼珠外缘的垂直延长线上。

眉尾：在鼻翼与外眼角的连线与眉交接点上。

两眉之间相隔约一眼宽度的距离。

眉头和眉尾要基本保持在同一水平线上，眉峰高出水平线0.3～0.5cm。

（5）腮红：根据脸型和肤色选择适合的腮红形状和颜色，打在微笑时苹果肌的最高点。切忌打得过于浓烈，若肤色健康粉嫩或追求自然，可以不打。

（6）画唇：可用唇线笔先画出唇形，要求线条流畅，唇线笔的颜色要与唇色一致，如果追求自然或唇部线条完美也可省略此步。用唇刷直接将唇膏或唇彩直接涂满嘴唇（唇线内），唇角也要涂到。如果想要持久减少油光，可以用纸巾吸去，更加自然，不可颜色过于浓艳。

（7）检查妆面：看眉毛、眼线、眼影、腮红是否对称、均匀、自然，是否与脸型、发型相协调。

（8）梳理发型：用梳子将发型梳理整齐，佩戴帽子。

（考点：化妆的程序）

### （三）化妆的要求

1．底妆要求　底妆轻薄有质感；妆色自然符合肤色；底妆服帖，即使大笑也看不见干纹。

2．眼妆要求　眼影浓淡适中，有渐层感，配色协调；眼线有适当的晕染，感觉像睫毛根部的一部分；睫毛根根分明，睫毛液包裹住整根睫毛，柔软自然；睫毛卷翘弧度自然，不生硬；下眼线和下睫毛也需处理得当，眼睛放大不留痕迹。

3．眉唇要求　眉色和发色贴近，看起来柔和自然；眉型和脸型相呼应，线条清晰整齐；唇部水润，不见唇纹；唇型明显，唇膏的范围清晰不越线；唇色和腮红呼应；唇膏色和本身的唇色能完美融合。

（考点：化妆的要求）

### （四）化妆的禁忌

1．不能当众化妆或补妆　当众化妆或补妆是一种十分不礼貌的行为。护士不能在医护办公室、病区走廊等地方化妆，化妆或补妆应在休息室、化妆间或洗手间等地方进行。

2．不能与人共用化妆品　化妆品是私人物品，与他人共用的化妆品不卫生，应避免。

3．不随意评论别人的妆面　爱美之心人皆有之，每个人的审美及喜爱不同，不能对别人的妆面指指点点。

4．不浓妆艳抹并注意补妆　在工作场合，护士应化淡妆，当妆容缺损时应及时补妆。

5．不带妆睡觉　临睡前要及时彻底地卸妆，并做好皮肤保养。

（考点：化妆的禁忌）

## 第2节 表情仪容

**案例 2-2** 李怡工作一周了。有一天，来了一位老年患者，要办理入院。她的家人去办理入院手续了，留下老人一人在护士站前等待。李怡微笑着迎上去，拿了把椅子给患者，小小的动作却让患者非常感动，连连表示感谢。

**问题**：1. 什么是微笑？

2. 合适的表情仪容可达到什么效果？

表情是指一个人面部所表现出来的其内在的思想、感觉和情绪，包括眼神、笑容及其面部肌肉的综合运动。人际交往中，表情仪容真实直观地传递着人们的内心活动和反应。现代传播学认为，眼神和笑容是“非语言信息传播系统”，并且是其核心组成部分，它跨越了地域文化的“界限”，成为一种人类的世界性语言。

### 一、眼　　神

眼睛是人类心灵活动的窗户。眼神是对眼睛心灵活动的一种统称。眼居五官之首，一双眼睛就能传递喜、怒、哀、乐等不同感情（图 2-1～图 2-4），这是其他感官所无法比拟的，人际交流中人们的眼神常常受到文化的严格规范，即眼神礼仪的制约，如不了解，在人际交往中就会失礼。

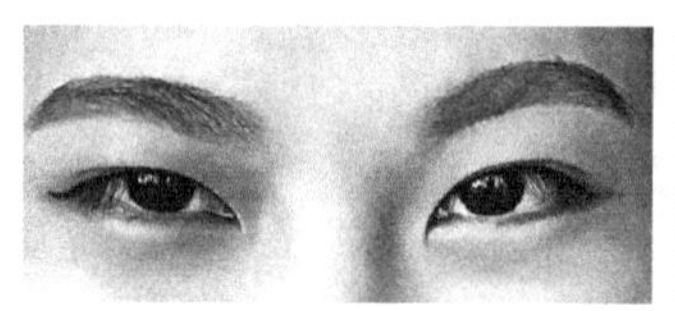

图 2-1　眼部特写：喜悦

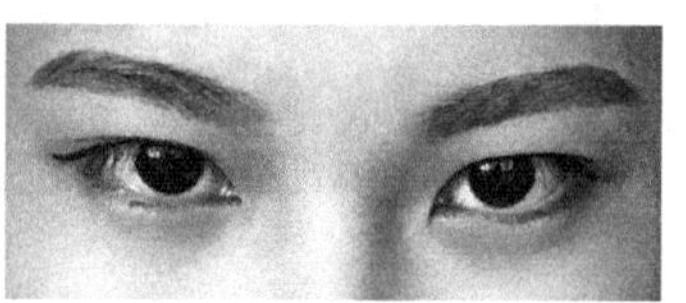

图 2-2　眼部特写：愤怒

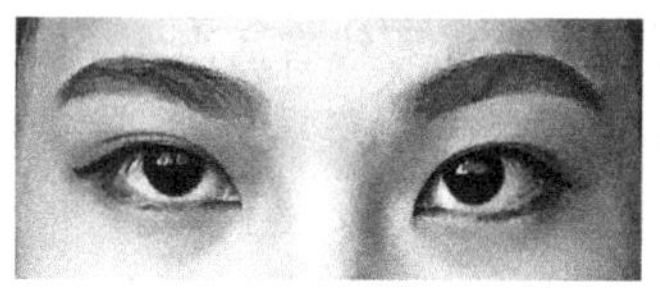

图 2-3　眼部特写：伤心

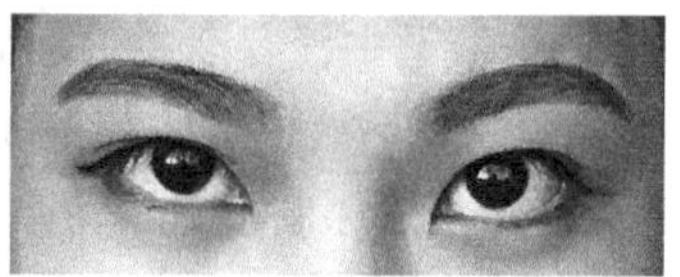

图 2-4　眼部特写：惊恐

#### （一）眼神的交流

1. 注视时间　表示友好，一般注视对方的时间约占全部相处时间的 1/3；表示重视时约为 2/3；如果瞧不起对方时，注视时间少于 1/3；而如果是对对方产生了兴趣或者抱有敌意，那么注视时间将大于 2/3。

2. 注视角度

（1）平视：表示平等、亲近时要正视对方，即视线呈水平状态。常用于身份、地位与自己平等的人交往时。

（2）仰视：表示尊重、敬畏对方时要仰视对方，即抬眼向上注视他人，常用于晚辈对长辈、下级对上级之间。

（3）俯视：表示对晚辈的宽容怜爱或者表示对他人的轻视、歧视时可以俯视对方，即居高临下的注视他人，俯视常常表示一种傲慢的情绪。

3．注视方式 注视的方式不同，带给对方的感受也不一样，常见的方式有以下几种。

（1）直视：直接注视交往对象，表示认真、严肃、尊重；若直视对方双眼，表明自己真诚大方，重视对方。

（2）凝视：是直视的一种特殊情况，即全神贯注的注视，表示专注、恭敬。

（3）虚视：即目光不聚焦于某处，眼神不集中，相对凝视的一种直视，表示胆怯、疑虑、走神、疲乏或失意无聊。

（4）环视：即有节奏地注视在场所有人。表示认真、重视。适用于多人在场时，表示自己“一视同仁”。

（5）盯视：是指长时间目不转睛地凝视对方某一部位，表示出神或挑衅。

（6）扫视：注视时视线上下左右反复打量，表示好奇、吃惊。

（7）斜视：不正眼看对方，给人心怀叵测的感觉，是很不礼貌的注视行为。

（8）无视：又称闭视。表示疲惫、没有兴趣、拒绝、反感甚至生气。

（9）眯视：眯着眼睛注示，表示惊奇或看不清楚。

（10）他视：与人交谈时不注视对方，望着别处，表示胆怯心虚、害羞、反感、心不在焉等。

4．注视部位 注射部位指人在交往过程中，目光所及之处。不同的场合，不同的交往目的，注视部位应有所不同。允许注视的常规部位有以下几种。

（1）双眼。注视对方双眼，表示自己聚精会神，一心一意，重视对方，但时间不宜过久。它也叫关注型注视。

（2）额头。注视对方额头，表示严肃认真、公事公办。它叫公务型注视，适用于极为正规的公务活动。

（3）双眼及唇部：社交凝视。用于社交场合，如公司年会、舞会及各类友谊聚会。

（4）双眼至胸部：亲密凝视。用于亲人、恋人、家庭成员之间。

（5）任意部位。对他人身上的某一部位随意一瞥，可表示注意，也可表示敌意。通常也称瞥视。多用于公共场合注视陌生之人，但最好慎用。

### （二）眼神礼仪的要求

人际交往中，必须做到目中有人，才能让对方感觉到心中的尊重。眼神总的要求是集中、亲切、自然、坦诚。

1．注视时间的要求

（1）注视时间应控制在整个谈话时间的1/3～2/3。

（2）不能对关系不熟或关系一般的人长时间凝视，特别是异性。如果注视时间太久，会让对方觉得不自在。

2．注视角度的要求

（1）眼神的变化能精确地传递出某种信息，不同的视觉方向表示不同的含义，不同的注视角度表现出不同的情绪。例如，仰视表尊重，俯视表怜爱，正视表庄重，斜视表蔑视等。

（2）要根据不同对象选择相宜的注视角度。例如，对待尊长或领导时不可以用俯视的角度，以免让人觉得傲慢无礼。

3．注视方式的要求

（1）与人说话时，目光要注视对方，听人说话时，要看着对方的眼睛。

（2）交谈中，眼睛看上看下、眯眼、闭眼、眼神游离、目光涣散、漫不经心等都是社交中忌讳的眼神。

（3）对待异性或者初识者时，不能用眼神在对方身上来回扫视。

（4）眨眼频率一般控制在每分钟5～8次，不宜过快或过慢。

（5）眼睛转动的幅度与快慢也应适中。眼睛转动稍快表示聪明、有活力，但如果太快则表示不诚实、不成熟，给人轻浮、不庄重的印象，如“挤眉弄眼”、“贼眉鼠眼”指的就是这种情况。但是，眼睛如果转得太慢，就变成了“死鱼眼睛”。

（考点：眼神礼仪的要求）

4．注视部位的要求

（1）与陌生人的谈话，眼睛看对方眼睛到嘴巴的“三角区”，不要使用亲密注视，特别是与陌生异性之间。

（2）对待长辈的亲密注视，目光略为向下，显得恭敬、虔诚；对待下级、孩子等的亲密注视，应目光和善慈爱，显出宽厚爱心；朋友之间的亲密注视，应热情坦荡。

（3）与他人相处时，不宜注视其头顶、大腿、脚部与手部，或是“目中无人”。对异性而言，通常不应注视其肩部以下，尤其是不应注视其胸部、裆部、腿部等。

（4）不同国家、不同民族、不同文化习惯对眼神的运用也有所区别。在交谈中，互以目光打量对方的次数，美国人多于大多数亚洲人，瑞士人多于英国人；日本人在与人面对面交谈时，目光多落于对方颈部，但对方的脸和双眼要映入自己眼帘的外缘，对视在日本是一种失礼的行为；但是在阿拉伯地区，无论与谁交谈都要对视对方。

### （三）眼神的应用

1．如果表示对谈话有兴趣，需用柔和友善的目光对视对方的眼睛。

2．如果想要中断与对方的谈话时，可以有意识地将目光转向别处。

3．若对方言语有误，要用亲切、友好、理解的目光继续看着对方，不要给对方造成仇视、羞辱之感。

4．当对方说了幼稚或者错误的话显得拘谨、害羞时，不要马上转移自己的视线，要继续用柔和理解的目光注视对方。

5．当双方缄默不语的时候，不要再盯着对方，以免加剧尴尬的场面。

6．进入上级办公室时，不要把目光落于桌子的文件上；进入别人家里时，眼神不要东张西望。

## 二、笑　　容

笑容是人们在笑的时候呈现出的面部表情。通常表现为脸上露出喜悦的表情，口中发出愉快的声音。笑容是人际交往中的润滑剂和轻松剂，人在微笑时会带动眼周的肌肉，比如在笑时出现笑弯了眼或者笑成一条缝。人在悲伤时会上眼睑下垂，看起来两眼无神。

### （一）笑的种类

1．含笑　含笑是一种最浅的笑。笑不出声，笑不露齿，仅是面含笑意，表示接受对方，待人友善，适用范围较广。

2．微笑　微笑比含笑的程度深。它也是笑不出声，笑不露齿，但是微笑时面部已有明显变化：唇部向上移动，略呈弧形，让人感觉脸上挂着笑意。在人际交往中，微笑的适用范围最广。它是一种典型的自得其乐、充实满足、知心会意，表示友好的笑。

3．轻笑　轻笑比微笑的程度深。轻笑时面容进一步变化：嘴巴微微张开，牙齿显露在外，露出6～8颗牙齿，仍然不发声响。常表示欣喜、愉快，多用于会见亲友、招呼熟人。

4. 浅笑　浅笑是轻笑的一种特殊状况。浅笑表现为笑时抿嘴，下唇大多被含于牙齿之中。多见于年轻女性表示害羞之时，俗称抿嘴而笑。

5. 大笑　大笑是一种在笑的程度上比轻笑更深的笑。大笑时面容变化十分明显；嘴巴大张，呈现为弧形；上齿下齿都暴露在外，并且张开；口中发出“哈哈哈”的笑声，但肢体动作不多。多见于十分开心、尽情欢乐的时候。

知识链接

**微笑的魅力**

超模辛迪·克劳馥曾说：“女人出门若忘了化妆，最好的补救方法便是亮出你的微笑。”在社交领域，微笑可分为三种。

三分微笑，也称“公众式微笑”，只有嘴角向两边或向上微提，嘴唇是闭合的。著名的“蒙娜丽莎的微笑”即是标准典型。

五分微笑，也称“礼貌性微笑”，嘴唇咧开，嘴角向上弯，露出上排牙齿。

十分微笑，也称“真心的微笑”，这种微笑上下唇是分开的，完全露出两排牙齿，眼睛里流露出和内心一致的愉快情绪。

（二）笑的方法

笑容的共同之处都是面露悦色，神情轻松愉快，不同之处在于眉、眼、唇、牙、面部肌肉及声音之间的配合。以微笑为例，笑时先放松自己的面部肌肉，使嘴角两端平均地、微微地向上翘起，让嘴唇略呈弧形。微笑时应该目光柔和发亮，双眼略为睁大，眉头自然舒展，眉毛微微向上扬起。自觉控制发声系统，不发出声音。

（三）笑的要求

1. 真诚　笑时应做到表里如一，而虚伪的冷笑、假笑、怪笑或者皮笑肉不笑只会让别人觉得别扭。

2. 适宜　一定要在适当的时候露出适当的笑容，该笑则笑，不该笑时不笑。例如，办公场合不宜大笑，患者正在抢救或者参加葬礼时不能笑等。

3. 高雅　笑时注意仪态，热情有度，特别是社交场合大笑时，切忌对着别人面部大笑，笑时应用手遮掩口唇。在公共社交场合，笑容不要过分夸张，更不可边笑边抖动肢体，前俯后仰，这完全是自毁形象。

（考点：笑的要求）

（四）笑的禁忌

1. 假笑　假笑是违背自己意愿的情况下做出的笑容，也就是平常说的皮笑肉不笑，只有嘴角上提。

2. 冷笑　冷笑是含有轻蔑、讥讽、无可奈何、愠怒等意味的笑。它不是发自内心，往往是对别人的观点表示不赞同和不屑时的表现。

3. 怪笑　怪笑是指笑声奇特的笑，是令人觉得恐惧、心里发麻的笑。

4. 媚笑　媚笑指为讨好别人，而故意敷衍的笑。

5. 怯笑　怯笑即害羞或怯场的笑。笑时常以手掩口，不敢与他人直视。

6. 窃笑　窃笑是指心里暗暗高兴，多表示幸灾乐祸或看他人笑话。

7. 狞笑　狞笑时面露狰狞，是一种面容凶恶的笑。多表示凶狠、恶毒、恐吓、愤怒等。

## 第3节　护士仪容礼仪

**案例2-3**　李怡和王晓在医院的试用期结束了，护理部主任准备约谈她俩。李怡吸取了之前的经验，穿戴整齐，化好淡妆，早早等候在主任办公室。王晓想着要把自己的美呈现给主任，好为自己加分，于是提前烫染了个红色大卷发，化了个大红唇，出现在主任办公室。谈话开始后，李怡举止大方得体，王晓表情生硬、答非所问。后来李怡转正了，王晓继续待岗。

**问题：** 1. 为什么李怡转正了？

2. 护士应该注意的仪容礼仪有哪些？

护士仪容礼仪是基于护士职业属性的仪容规范。护理行业是技术行业，也是特殊的服务行业，规范护理人员的仪容仪表是职业规范化的需要，也是职业专业性的体现。护士的仪容和表情直接面对患者，它直接将信息传递给了患者，影响着护理人员的整体形象和职业形象。规范而专业的护士仪容不仅给患者舒服的感觉，更能让患者放心地接受护理服务。

### 一、护士仪容礼仪的基本原则

护士仪容礼仪的基本原则是整洁性、适度性和协调性。

（一）整洁性

整洁性，这是对护士最基本的要求。护士仪容修饰要朴素、简洁、自然得体。

（二）适度性

适度性是适当的装饰程度、适当的装饰用品和适宜的妆饰技巧。

（三）协调性

协调性是指护士的仪容修饰要与年龄性格、体型气质、身份场合相协调。

（考点：护士仪容礼仪的基本原则）

### 二、护士仪容礼仪的具体要求

（一）发型礼仪

由于护士工作的特殊性，除了遵循一些基本的美发原则外，还应体现护士的职业特点。在工作场合，护士通常要穿护士服，戴护士帽，这就要求护士的发型要与护士帽相协调。应遵照大方得体、美观实用的原则。

1. 护士工作期间发型总的要求　头发前不过眉、侧不过耳、后不过领。切忌披散着头发。短发也不能超过耳下3cm，否则也应该扎起或者用发夹别起两侧头发后用网罩固定。在佩戴圆帽时，尤其要注意先整理好自己的头发，可以用夹子或网罩固定好头发后再佩戴。

2. 护士工作期间发型的注意事项

（1）护士适时修剪刘海，不宜让刘海过眉，也不能选择造型怪异的刘海。

（2）护士不要往头上抹太多的发胶或摩丝，忌湿发造型。

（3）为了给患者留下稳重可信任的印象，发色不建议染他色或杂色。黑色或自然的发色让人觉得干净健康。

（4）护士工作时不可以佩戴夸张的发饰及耳饰。

（5）男护士要避免夸张发型：如长发、光头和庞克发型等。

（6）男护士鬓角修剪平整，长度不可超过耳朵一半的位置。

（7）建议在更衣柜中常备梳子、发胶、发夹等，以备急用。

（考点：护士发型礼仪的具体要求）

（二）面部仪容礼仪

护理人员工作期间应做到面容自然、笑容亲切、妆容干净。

1．面部妆容　女护士在保持面容清洁的基础上可以化淡妆（图 2-5）。淡妆是通过恰到好处的方法，强调突出面容本身具有的自然美。淡妆要求妆色清淡典雅、自然谐调，是对面容的轻微修饰和润色。淡妆不但不是简单的化妆，而是更细心、更留意的化妆。淡妆中眉色选择与发色相近的颜色，如暗灰或者咖啡色；眼影建议选择大地色系，如棕色系；眼线笔、眼线液、睫毛膏等选择黑色防水防晕染的；腮红选择粉色或橙色；唇彩或唇膏应避免深色。

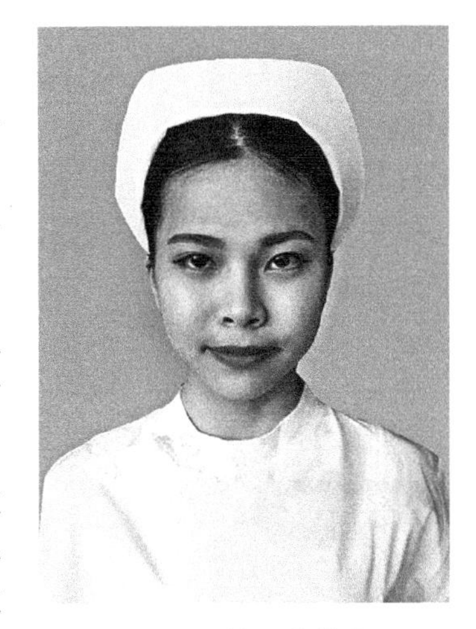

图 2-5　护士的妆容

2．面部卫生　男护士每天剃须修面，注意不要留胡须和过长过厚的鬓角。护士要讲究个人卫生，个人面容必须清洁，养成勤洗脸、刷牙、洗澡、洗发的卫生习惯，及时清洁眼角、耳鼻的分泌物。保持口腔无异味，上班前不吃有刺激性味道的食物，男护士上班期间不要抽烟饮酒。工作时护士不宜佩戴耳饰和项链。

（考点：护士面部礼仪的具体要求）

（三）身体仪容礼仪

1．躯体　注意保持身体清洁无异味。如果体毛过长，应该剃去，如腋毛，无论日常生活还是工作中，均不应让腋毛外露。工作中不要涂抹过浓的香水，以免引起患者的反感和不适。护士下班后可以做一些节奏相对缓慢的运动，如练习瑜伽，可以修养身心，促进健康。

2．四肢　手部是女人的第二张脸。作为护士，因为职业习惯，洗手频率高，平时要注意手部的护理，及时涂润肤霜。上班前应确认指甲已经修剪干净，不能留长指甲，更不能涂艳丽的指甲油，以免给人不稳重、不干净的感觉，男护士不可美甲。由于工作中走动多，护士常觉下肢酸胀，甚至有下肢静脉曲张，可以穿弹力袜减轻腿部不适。护士鞋应保持干净，选择码数合适、舒适方便的。生活中的正式场合要穿袜子，不穿拖鞋、凉鞋等暴露脚趾的鞋。袜子要干净完整无异味，不能在人前脱鞋抓脚，损害个人形象。

（四）表情礼仪

护士在工作中应注意管理自己的表情，坚持以患者为中心，时刻为患者着想。如护士镇定的表情易使患者产生信心；亲切的表情能使患者感到温暖；蔑视的表情易使患者产生受辱的感觉；冷漠的表情会使患者滋生顾虑和紧张；厌恶的表情使患者产生憎恨的感情等。抢救患者时，不能慌乱无神，要严肃、沉着、仔细、有条不紊地配合医生；告知家属一些操作的注意事项时，语气要耐心、严谨；给新患者做入院宣教时，应笑容亲切和蔼等。总之，护士对待患者的表情应该以职业道德为基础，不能让自己表情随意流露影响患者，要展现给患者积极健康的“白衣天使”形象。

1．眼神　护士在工作中执行各项操作时经常要戴口罩，只露出眼眉。因此，掌握必要眼神礼仪显得尤为重要。护士在工作中要学会用目光语和患者交流，在正确运用自己眼神的同时，也要试着去感受患者的目光。护理人员在工作中与患者交流时宜采用社交凝视区域，即双眼到口唇之间形成的三角区域，注视这个区域，能让对方产生一种平等轻松的感觉。交流中理想的角度是平视。注意与患儿交谈时，不可采用俯视，应采取蹲式、半蹲式或坐位来降低位置。如果是与卧床患者交谈，可取坐位或身体前倾，以降低身高。另外，护患沟通时与患者目光接触的时间要适度，大概占全部谈话时间的50%～70%，这样可以给患者轻松和被尊重的感觉。

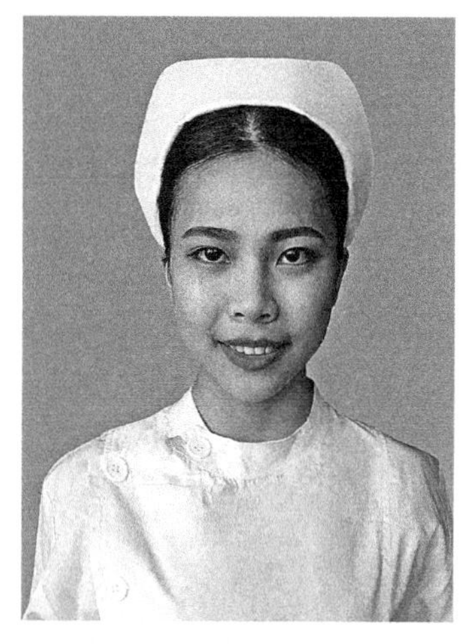

图 2-6　护士的微笑

2. 笑容　护士友善诚信的目光和亲切自然的微笑（图 2-6），是职业特有的秀外慧中精神风貌的外延，凝聚着天使的自信与骄傲。微笑是临床护士运用最多的笑容，微笑可以消除陌生感、缓解抵触拒绝的心理，从而更好地为患者服务。当遇到情绪激动的患者时，诚恳的态度和友好的微笑都会把对方的怒火平息。一个关心的微笑会大大缓解患者身心的痛苦和压力，促进患者的身心健康，但当患者病情危重或极度痛苦时护士则要收敛笑容。

**知识链接**

**护士的微笑**

虽只是那看不起眼微妙的一笑
却架通了医患之间情感的长桥
少女的柔情和那深深的期盼
在这彩桥上炽热的拥抱
那明亮的眸子和小小的酒窝
像荒原中的一泓清泉
给饥渴而痛苦的行者
正发出心灵中的讯号

## 自测题

**一、名词解释**

1. 仪容礼仪
2. 环视
3. 微笑
4. 表情
5. 油性皮肤

**二、填空题**

1. 护士仪容礼仪的原则是__________、__________、__________。
2. 护理人员在工作期间应做到__________、__________、__________。
3. 油性皮肤的皮脂腺分泌旺盛，化妆后易__________难持久。
4. 笑的禁忌包括__________、__________、__________、__________、__________、__________、__________。
5. 护理人员在工作中与患者交流时宜采用__________凝视区域。

**三、选择题**

$A_1/A_2$ 型题

1. 以下哪一种脸型适合这种发型：以多层次、柔和的发型来弱化脸部僵硬的线条，尽量把脸颊旁边的头发做蓬松，减少直线的感觉（　　）

A. 圆脸　　　　B. 方脸

C．倒三角脸　D．菱形脸
E．瓜子脸

2．关于眼线的描绘，下列说法不正确的是（　　）
A．从眼尾向眼角画
B．画上眼线时将上眼睑轻轻拉起
C．常用黑色防水眼线笔
D．快速化妆时也可以不画眼线
E．下眼线从下眼尾开始只画 1/3 即可

3．身材矮小者宜选择的发型是（　　）
A．长发　B．短发
C．披肩长发　D．长烫发
E．盘发

4．你认为护士工作妆中口红的颜色不应当是下列描述中的（　　）
A．浅色　B．透明色
C．色泽鲜艳　D．鲜艳度低
E．裸色

5．下列有关医护人员个人卫生哪项是正确的（　　）
A．勤洗澡　B．工作前喜欢吃榴莲
C．留长指甲　D．化浓妆
E．鼻毛过长

6．仪容要做到自然美、修饰美和（　　）的高度统一。
A．服饰美　B．发型美
C．内在美　D．仪态美
E．风度美

7．①谈话时双方要互相正视、相互倾听；②看书看报时面带倦容，哈欠连天；③说话时言语合适，态度诚恳；④听课时东张西望，心不在焉。上述谈话方式中，符合礼仪规范的有（　　）
A．①④　B．①③
C．①②　D．②③
E．②④

8．笑时面部已有明显变化，但笑不露齿，指的是下列哪种笑容（　　）
A．大笑　B．含笑
C．浅笑　D．轻笑
E．微笑

9．适的用于同时与多人打交道，表示自己"一视同仁"的目光是（　　）
A．环视　B．扫视
C．凝视　D．正视
E．盯视

10．护士在与患者交谈时，应该注视对方的什么部位才不算失礼（　　）
A．面部　B．颈部
C．上半身　D．脚
E．手

11．下列哪项不是护士发型的具体要求（　　）
A．前不过眉　B．后不过领
C．侧不过耳　D．后不过肩
E．短发不超过耳下 3cm

12．医护人员与患者交流时常用的笑容是（　　）
A．含笑　B．冷笑
C．狂笑　D．大笑
E．微笑

13．下列哪项是护士仪容的具体要求（　　）
A．患者病重抢救时，护士也跟着家属哭
B．护士可以戴耳环
C．遇到情绪激动的患者时，护士应用诚恳的态度来化解
D．在病房和患者交流时哈哈大笑，前俯后仰
E．护士偶尔也可化浓妆上班

14．面容表情常常能显示内心的心理活动，你认为对表达忧伤最重要的是（　　）
A．眼睛　B．口部
C．手部　D．鼻子
E．眉毛

15．护士的仪容是护士与患者进行交往的第一步印象，你认为下面关于护士仪容的描述哪项不恰当（　　）
A．健康端庄的面容 B．自然传情的表情
C．迷人美丽的长发 D．恰到好处的修饰化妆
E．穿戴整洁的制服

**四、简答题**

1．化妆礼仪的注意事项有哪些？
2．如何根据皮肤类型选择适宜的护肤品？
3．笑容礼仪的要求有哪些？
4．护士仪容礼仪中发型的具体要求有哪些？
5．护士工作中应该具备怎么样的眼神表情和面容表情？

# 第3章 护士服饰礼仪

## 第1节 着装礼仪

案例3-1 李怡是一名外贸大学的学生，毕业后凭借优异的成绩顺利应聘到当地一家著名的外资企业。进入职场后李怡依旧保持着清纯、朴素的学生形象和着装。工作两个月后，看着同批进入的同事都有业绩，只有她老是被客户嫌弃太年轻。组长告诉困惑的李怡："你的着装使你看起来不符合这份工作。"

**问题：**1. 怎样的着装才符合工作要求？

2. 着装的原则有哪些？

着装即服饰的穿着，是人类文明进步的一种象征。孔子曾经说过："人不可不饰，不饰无貌，无貌不敬，不敬无礼，无礼不立。"在日常工作中，正确的着装能够无声地体现一个人的品位、教养及对某件事情的态度。合乎礼仪的着装能够帮助个人在工作中事半功倍。

### 一、着装的基本原则

"人靠衣装马靠鞍"，一个人的外在气质要通过着装来体现。掌握着装的基本原则有利于树立良好的形象。

（一）TPO原则

1．T（time）原则　要求着装符合时间和时代特点，同时应合乎季节及时令要求。每个年代的服装都有其独特的特点，人们的着装应随着时代的进步而不断变化。春、夏、秋、冬四季变更，温度的变化也提示人们更换衣物。

2．P（place）原则　着装要注意地点与场合，什么样的场合穿什么样的衣服。在不同的文化背景下，各个国家和地区的服饰具有很大的地区差异性。中华民族历史悠久，源远流长，民族众多，各民族的传统服饰都很有特色。进入当地时，着装应符合其民族特征。同一地区在不同的场合下对于服饰也有不同要求。正装、休闲装、运动装，每种服饰都具有其特殊意义。如在医院就诊的患者要求统一着病号服，以便确认患者身份。同时，宽松的病号服的设计，方便护士的临床操作及检查。不同地点除了对衣服的款式有要求，对衣服的颜色也有要求，如参加葬礼时着颜色鲜艳的衣服是很失礼的行为，同时也是对死者的不尊重。

3．O（object）原则　人们的着装往往体现了其对某件事情的愿望。一个人越是在乎着装，表明他对这件事情就越重视。近几年，在高考期间很多妈妈们会不约而同地身着旗袍在考场外盛装等候，意为"旗开得胜"，就是这个道理。

（二）适应性原则

1．与身份地位相适应　在中国漫长的封建社会里，等级观念特别明显，尤其体现在其皇权至高无上。龙袍及明黄的颜色是皇权所独有的，如有人不顾身份地位身着龙袍将被视为谋反，株连九族。现代社会虽然推崇各项自由，但人们的着装仍然应与其社会地位相适应。例如，普通护士戴象征着护士长职务的燕帽，在工作中也是不允许的。

2．与年龄相适应　年轻人朝气蓬勃，着装可鲜艳明亮，体现其活泼的年龄特征。年长者则多着深色衣服体现其成熟稳重。如两者交换，则会显得年轻人过于老气，而年老者过于花哨。

3．与体型相适应　人无完人，每个人的身材或多或少地都有一些瑕疵。可以通过选择合适的衣服来遮掩自身不足，凸显自身特长。例如，腿短者避免穿短裙及高帮鞋，可着高腰长裙拉伸腿部线条。

4．与职业相适应　很多职业对服饰有独特的要求。各种制服体现了其鲜明的职业特点，非体制内的人不得着专业服饰，如军装。同时服饰应符合工作特点，如从事重体力劳动的民工在工地作业时着西装、戴领带、穿皮鞋，不戴安全帽，不仅会使人产生不伦不类的感觉，还会妨碍其生产操作，而且具有安全隐患。

（三）个性原则

每个人的着装都应体现其独特的个性。应利用服饰来遮挡某些自身身材的不足，同时凸显出个人身材及气质特点。一味地模仿他人的着装而忽视自身特点，好比东施效颦。

（四）整体性原则

着装应注重整体搭配，做到首尾呼应，做到整体的协调完美。如果只注重局部的服饰美，如穿晚礼服却搭配运动鞋，则会给人一种怪异的感觉，从而遮挡了服饰本身的美感。

（考点：着装的基本原则）

## 二、不同场合的着装

在对服饰进行选择时，除了要选择自己喜欢的、适合的款式外，还要遵循着装的各项基本原则。除此之外还应考虑到着装时所需适应的场合。不同的场合选择不同的着装。日常常见的场合有工作学习场合、社交场合、休闲娱乐场合。

（一）工作学习场合

工作学习场合是人们工作、学习的场所。此种场合对人们的要求是正式、端庄或统一。学生在校学习时一般会要求统一着校服，既体现学校管理的整体性，又可以防止学生间的攀比。工作场所的着装要与工作类型与性质相匹配。许多职业都有需强制性使用的着装，如部队、公检法机关、医院等，此时着装体现了工作性质。其他人员在工作场所也应适应其职场要求，如在公司、企业工作的人员，需着正装，而工人着西装在工地或下矿井作业则会给人不伦不类的感觉。

（二）社交场合

社交场合是人们除工作外的另外一种正式场合。人们与同事、伙伴、朋友在社交场合开展各项交往、应酬活动，包括各种宴会、酒会、聚会、约会、音乐会、歌舞会等。

社交场合一般要求人们着装需大方、得体、稍显庄重，以显示人们对该项活动的重视程度。具体到单项的社交活动时对着装又有不同的要求。例如，参加葬礼时需着深色正装，以表达对逝者的尊重及对家属的安慰；参加婚礼时需着鲜艳喜庆的衣服，以表达对新人的祝福；参加庆典、礼仪、会议、酒会等时对颜色没有特殊要求但需着正装，款式男士多以西装为主，女士则以礼服为主。在社交场合对于服装的选择还应考虑到民族及地域的差异性，充分尊重当地习俗及文化。

（三）休闲娱乐场合

休闲娱乐场合是指人们在工作、学习等场合外一个人或与朋友、家人间进行放松、休息的场所。具体包括运动、健身、旅游、K歌、看电影、逛街及各项家庭活动。

在这种场所下，人们的身心处于放松状态。对于着装无特殊要求，一般以舒适为宜。主要的服装款式有运动装、休闲装、居家服、睡衣等。材质主要以棉麻等亲和人体的布料为主，色彩多选用柔和的暖色系，给人柔和、淡雅、放松、舒适的感觉。

（考点：不同场合的着装）

## 三、着装的注意事项

着装既是一种技巧又是一门艺术。合乎礼仪的着装能够体现一个人的品位、教养。着装具有社会性，在日常生活中，应时刻关注自身的着装，使其符合礼仪要求。

（一）着装整洁

整洁的着装是对着装的最基本的要求。在任何时间、任何场合下都应保持着装的整洁。整洁的着装给人爽心悦目的感觉，同时也是对对方最基本的尊重。而护士在临床护理活动中，可能会沾染上血迹及污渍，在各项抢救及治疗结束后应及时更换。

（二）着装文明

着装的文明即要求人们的着装符合时代正能量特点，符合当下的道德、文化及习俗的约束。在各种日常活动中，要注意文明着装。女士不可着过于暴露的衣服，如过分暴露胸部、腹部、臀部、大腿部的低胸装、露脐装、透视装、超短裙。男士不可裸露上身，直接穿大裤衩加拖鞋。同时人们不得在服装上印染反动、淫秽的标语、图像。

（三）合理搭配

着装的合理搭配要求在服装的选择上考虑到整体性，避免一些搭配的误区。有些人的着装单看每一件都很恰当，但合在一起总给人怪异的感觉。服饰整体是否协调关键看搭配是否合理。衣服的选择需在整体的颜色、款式、材质上保持协调。禁忌红衣服搭配绿裤子；正装搭配休闲鞋；肥胖者穿横条衣服；腿短者着短裤或短裙。这些着装的误区都要避开。

（考点：着装的注意事项）

# 第2节 配饰礼仪

**案例 3-2** 李怡是一名新护士，刚进入医院上班的她时刻注重自己的着装。出于爱美的天性，她每天都喜欢佩戴漂亮的带钻耳环。有一天早交班时，李怡被总护士长当众批评，责令她马上取下耳环，说这不符合护士的配饰礼仪。

**问题**：1. 什么是配饰礼仪？

2. 有哪些常用的配饰方法？

配饰礼仪是服饰礼仪的一部分，是着装礼仪的补充。人们在选择服饰时需同时选择与之匹配的配饰。配饰对着装起着烘托、补充、辅助的作用，有时甚至起着画龙点睛的作用。

## 一、配饰的基本原则

配饰的佩戴需考虑到整体的着装、妆容及所处的场合。人们在选择和佩戴饰物时应坚持美观、实用、搭配的基本原则。

### （一）美观性原则

人们选择配饰的目的就是为了美丽。爱美之心人皆有之，美观性是选择配饰时的首要原则。为了使饰物在佩戴时显得美丽、大方，人们在配饰选择时需充分考虑到色彩及质地，同时佩戴几种首饰时，最好选择同色系、同质地的。颜色过多会给人眼花缭乱的感觉，质地太差则给人劣质的感觉，尤其在参加规格较高的宴会时需佩戴高档的饰物，否则就会影响人的整体美观。

### （二）实用性原则

饰物的选择需考虑其实用性。除了美观外，实用是选择饰物时要坚持的原则。在人们的日常饰物中，实用性很强的有手表、包、眼镜、帽子、围巾等。而在护士的临床护理工作中，实用性的配饰有发网、发卡、胸表、口罩等。

### （三）搭配性原则

配饰与服饰、妆容统称美化人们的三大法宝。配饰的选择过程中应考虑到其是否匹配整体的妆容及着装，把配饰当成服饰整体中的一部分。首饰的佩戴除了要与服饰、妆容相匹配外，还应考虑到饰物是否与佩戴者的社会地位、体型、肤色、所处场所匹配。

## 二、实用性配饰使用

实用性是配饰选择时应遵循的基本原则之一。而作为护理人员，选择配饰时主要考虑的就是其实用性。

### （一）帽子与围巾

1. 帽子　实用性体现在其遮阳、保暖作用上。选择帽子时要与服饰的风格保持一致，以达到整体和谐的效果。夏季，人们多选择贝雷帽、宽檐的遮阳帽、运动帽或大草帽。冬季，女性所着服装如颜色较暗，可选择颜色鲜艳的帽子进行补偿，从而打破灰暗的整体感觉，使人显得活泼、生动。而穿着鲜艳衣服时，帽子的颜色及款式不可过于鲜艳和复杂。选择帽子时除考虑与服装的匹配外，还应考虑到佩戴者个人的身形、体型、肤色特点。

2. 围巾　在冬季主要起保暖作用，其他季节则以装饰作用为主。围巾的款式不同、系法不同会对整体的服饰效果产生差异性。

**知识链接**

**围巾的不同系法**

系法一：时尚三角结

把围巾折成三角形，把三角尖斜一点放到胸前，然后拉围巾两边从前边绕到脖子后边去然后系好，系好后把剩下两个角放到胸前，此种系法给人很前卫的感觉，而且个性十足。

系法二：双层侧领结

将折好的围巾挂在脖子上，然后将一端拉长，长一端围着脖子绕一圈。围巾的两端在胸前打个结将结点移到自己喜欢的位置。此种系法既适合休闲打扮，也适合正式端庄的打扮，特点是造型小巧，容易搭配。与端庄严谨的套装相配，可以增加一丝可爱的感觉。

系法三：披肩式围巾系法

披肩式围巾系法也称双八字系法，这种系法是最简单的。首先从中间分开把围巾两边交叉后搭到背后，然后在背后交叉搭到胸前来，再从胸前交叉搭到肩上，这种系法最适合职场。

系法四：单层淑女结

把折成适当宽度的围巾从前面挂到脖子上，围巾两端在颈后交叉后再绕到胸前。这样可以使样式普通的围巾造型，在整体搭配效果上给人耳目一新的感觉。这种围巾会使脖颈处稍显蓬松，所以在搭配大衣时，要将衣领立起，把围巾系在外面，这样看起来不会显得臃肿。

（二）手表

在正式的社交场合，手表除了实用性外，还能体现一个人身份、社会地位，同时还能表现出严谨的时间观念。手表的选择要考虑其材质、外形、颜色、功能，同时要注意与服装、身份及与其他配饰的搭配程度。手表的材质主要有金属、石英、陶瓷、塑料等。外形有圆形、椭圆形、正方形、长方形、菱形等。颜色的选择较为多样，但以金色、银色、黑色为主，较少出现鲜艳色彩。手表的功能主要是计时，其次还有美观性，现在有的手表增加了通话功能。

（三）包

包是人们外出的必需品，现代社会人们无论是上学、上班、逛街、旅游都离不开包。包的选择要与服饰、外出场合、季节相匹配。包的款式有双肩包、单肩包、手拿包。双肩包容量比较大，而且可以解放双手，深受妈妈们的喜爱。在旅游或其他运动量大的活动中双肩包可以对重量进行分摊，减轻负担。单肩包轻盈、方便，与职场女性的服装很搭配，且容量较大，深受职场人士的喜爱。手拿包轻巧、优雅，尽显淑女风采。

## 三、装饰性配饰使用

装饰性配饰，即首饰，具有美观性，历来都深受女性同胞的喜爱。在各种场合，首饰已成为服饰礼仪不可缺少的一部分。常用的首饰有戒指、项链、胸针、耳环、手链、脚链、手镯等。

装饰性配饰的使用原则

1. 数量规则　选择首饰时数量不可过多，一般以一件为宜，如需佩戴多件首饰时最好也不超过 3 种。佩戴过多的首饰会给人繁琐的感觉，且搭配不当容易适得其反。但少数民族的女性及新娘除外。

2. 质地规则　在首饰的选择上求精不求多，好的材质给人一定的质感，贵重首饰如珠宝、钻石等，适用于高档场合，在逛街或其他休闲的场所则可能会引起不必要的麻烦。同时佩戴几种首饰时，应选择同种质地的，这样会产生一种协调的感觉。

3. 色彩规则　在首饰的选择中，颜色不可过于鲜艳、复杂，同一套首饰选择同一种色彩。

4. 身份规则　首饰的佩戴应符合个人的社会地位。选择首饰时不仅要考虑到个人喜好，更应考虑到其身份、地位、职业及工作性质，如某些电子类的工厂就要求员工不得佩戴任何金属物质。

5. 季节规则　选择首饰时要考虑到季节和时令。一般冬季适合佩戴深色的首饰，如金色和黑色。而夏季和春季可选择明亮、活泼的颜色以适应季节的温和性。

6. 体型规则　每个人的身材和体型都存在或大或小的问题，人无完人，首饰的佩戴要注意扬长避短，充分考虑自身特征。

7. 习俗规则　不同国家、不同地区、不同民族间文化差异性很大。人们在异地他乡时应入乡随俗充分了解和尊重当地习俗，选择符合当地特色的首饰进行佩戴。

8. 搭配规则　首饰是服饰的补充，首饰的佩戴和选择要充分考虑到是否与服饰相搭配，包括首饰的质地、颜色、款式等，都应配合着装的整体要求。

## 第3节　护士服饰礼仪

**案例 3-3**　李怡和李丽是一对孪生姐妹花，两个人在同一所卫校毕业后，以优异的成绩留在实习医院。李怡沉稳，一切着装都按礼仪课程的严格要求来，中规中矩；李丽爱美，总嫌医院的工作服不显身材而对衣服进行裁剪，把护士鞋换成走到哪都咚咚响的高跟鞋，每天都化着美美的浓妆。试用期结束后，李怡成功转正，李丽却被辞退，后来有人偷偷告诉李丽是因为她的着装和形象不适合当护士。

**问题：** 1. 为什么双胞胎的她俩长得一样且成绩优秀却只有李怡转正？

2. 护士工作时应如何着装？

### 一、护士服着装原则

1. 端庄大方　护士的着装体现了护理工作者的职业形象，护士在上班期间需统一着工作服也就是护士服，这是护士的基本职业要求。护士在着装上应做到端庄实用、简约朴素、线条流畅，呈现护士的青春活力美。

2. 干净整洁　干净整洁是护士工作装的基本要求，也是护士特殊职业品质的体现和良好精神面貌的展示。这就要求护士的工作服在外观上要保持整洁、干净，有褶皱要及时烫平，如因工作原因沾上血迹或污渍应及时更换。在无特殊情况下，出于预防院内感染的要求，护士服也应每周更换1～2次，统一送供应室消毒备用。

3. 搭配协调　护士在着工作服时需做到大小、长短、型号适宜，腰带平整、松紧适宜，还应符合季节要求。同时需搭配合适的护士鞋及护士帽。护士在着装上除了对护士服等有要求外，同时还对配饰进行了要求。女护士的发网、发卡要与护士服搭配协调，不可花里胡哨，引起患者的反感。同一个科室的服装要求做到统一，统一佩戴有本人照片及姓名、职务、职称等相关信息的工作牌，既体现医院管理的科学性、统一性，又体现医护工作者的团体性。

（考点：护士服着装原则）

### 二、护士服着装具体要求

如果说护士是白衣天使，那么洁白的护士服就是护士高雅圣洁的翅膀。护士天使形象的实现，除了得益于护理工作的神圣，很大程度上也与护理职业的服饰有关。良好的护理服饰礼仪可以帮助护士塑造天使职业形象，有利于获取护理对象对护士职业的认可。护士的着装除了要满足日常的要求之外，还要体现护理工作的职业特点，满足岗位工作的特殊要求。护士端庄的仪表和整洁的服饰能带给患者信任，同时也能让患者在需要的时候能第一时间找到护士。

在护士的日常工作中，为了体现护士工作性质及表示对护理对象的尊重，需遵从护士的服饰礼仪。护士的服饰礼仪主要指护士的着装。护士的服饰有护士帽、护士服、护士裤、护士鞋、护士袜、口罩。护理工作的严谨性除了对护士常规服饰有要求外，同时还对一些常用的配饰，如女护士的发网、发卡、胸表等做了具体要求。良好的服饰礼仪有助于护士树立积极的职业形象。

（一）护士帽

护士帽分为燕帽（图 3-1）和圆帽（图 3-2）两种，燕帽主要为女护士佩戴，男护士及某些特殊科室如 ICU、手术室的护士则佩戴圆帽。护士帽最初的作用是用来收纳女性护士的头发，起到了收纳头发、固定头发、保持卫生的作用。后来护士帽成为授予专业护士资格人员的标志。而在一些医疗卫生机构，不同颜色、不同款式的护士帽可以说明护士的资历、职位、职能等。燕帽边缘的彩道多为蓝色，象征严格的纪律、责任和尊严。同时代表了一定的含义，横向的蓝色彩道是职务高低的象征：一道横杠是护士长；两道横杠是总护士长；三道横杠是护理部主任。斜行的蓝色彩道是职称高低的说明：一条斜杠表示的是护师；两条斜杠表示的是主管护师；三条斜杠表示的是主任护师及副主任护师。护士应该根据自己的情况来佩戴适合自己的护士帽。

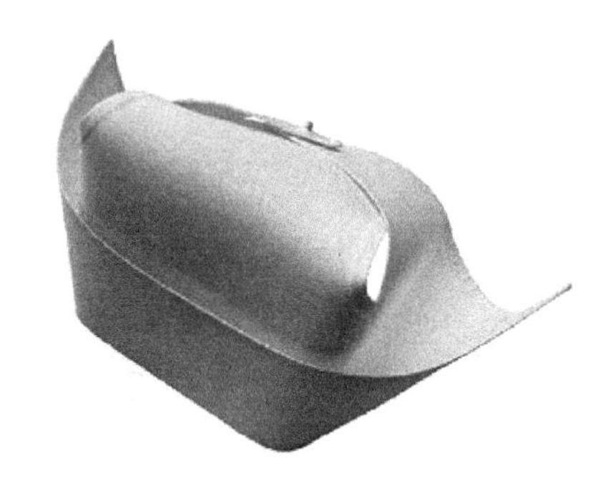

图 3-1　燕帽

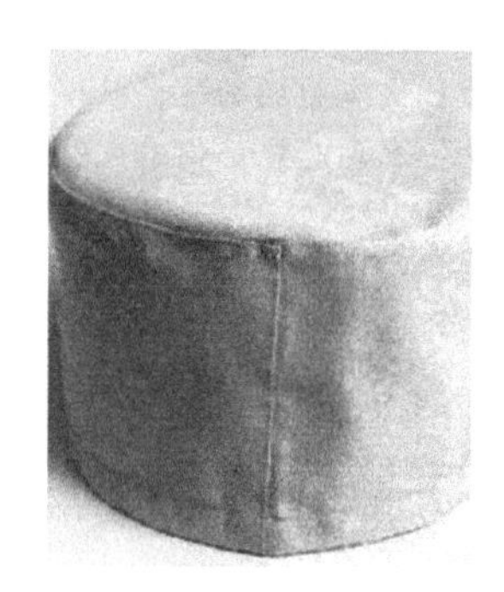

图 3-2　圆帽

1. 燕帽　燕帽是护理人员职业的象征，凝集了护理人员的信念和骄傲，是一种职业荣誉，它能激发护士的职业责任感。燕帽在佩戴的过程中应做到：前不过眉、后不过肩、侧不遮耳。长发女护士应将头发盘起统一用发网固定，燕帽应用白色发卡卡稳，保持燕帽在正中，距前发际线 4～5cm。

2. 圆帽　由于燕帽在临床工作中容易弄脏，且不易清洗，部分医院及科室予以取缔，统一与男护士一起佩戴圆帽。圆帽在佩戴过程中要求护士把头发全部包裹进去，长发需提前用发网或发卡盘起再塞于帽内，帽子应前达眉毛、后遮发迹、封缝放于后脑勺位置，做到边缘整齐。由于圆帽有大小不同型号，这就要求在帽子的选择过程中应选择合适的型号，防止在护理操作过程中发生帽子脱落，造成不必要的污染。

**知识链接**

**护士帽的演变**

1928 年，第九届全国护士代表大会时，毕业于北京协和高级护士学校的林斯馨女士首先提出统一全国护士服装的建议，得到与会者的重视与响应，当即组成护士服装研究委员会，专门进行研究，其标准为简单、易洗、雅观、舒适、庄重，并改变了袖口过大等缺点，使护士操作更为敏捷。该委员会将重新设计的服装样式刊登在《护士季报》上，要求全国护士统一制作，此举为统一全国护士服装起了很大的推动作用。在这次会议上正式将护士帽命名为“白色燕尾护士帽”。

（二）护士服

护士服是护士职业和身份的象征，它除了需满足外在的美观之外，还需符合护士职业的特点。护士服是职业礼服，要求式样简洁、美观，穿着合体，松紧适度，操作灵活；面料挺拔、透气，易清洗消毒；颜色清淡素雅。护士应保持护士服清洁、平整，衣扣整齐，腰带调整适度。护士工作时不宜佩戴任何首饰，如戒指、手链、手镯及各种耳饰。护士着护士服要求把纽扣完整扣好，一旦纽扣脱落要及时补上，不得用别针、胶布代替纽扣。护士服内穿的衣服不得超过护士服下摆。如夏装较轻薄易透，护士可在护士服里面着浅色衬裙，衬裙长度不得超过护士服。

护士服最常见的白色连衣裙款。白色代表圣洁，连衣裙的结构优雅大方，符合护士的职业形象。除此之外常见的颜色还有粉色及浅蓝色等，易使人产生亲和感。在儿童病房里护士一般着暖色系护士服，便于儿童患者接受护士的治疗。

女护士着开襟式连衣裙款夏装护士服（图 3-3）时，下身可搭配肉色丝袜，也可着同款护士裤。冬季着护士服时，需搭配同款裤子，同时应注意裤子长度，站立时前面不得超过鞋面，后面以垂直能遮住 1cm 鞋帮为宜。女护士不得单独着深色丝袜。冬季由于天气原因里面着衣过多时，也应尽量避免衣服外露，尽可能少穿高领上衣及深色外露的衣服。冬季护士服（图 3-4）可适当选择偏大一个尺码。护士服的材质需满足挺括、透气、舒适、易清洗、易消毒，一经污染及时送洗。

护士被称为“白衣天使”，这个词总让人联想到女性。但护士这个职业并不是女性所专享的。随着医学的发展，临床对男护士的需求量也越来越大。男护士除了执行日常护理操作外，更多的是分布于一些对体力和身体素质要求比较高的科室，如手术室、ICU、急诊，这些科室一般有自己独特的工作服饰。那在其他普通科室里，男护士工作时的着装和女护士有什么不同呢？一般临床科室，男护士的工作服是与医师工作服相同的白大褂（图 3-5），这也就导致很多患者会将男护士误认为是男医师。

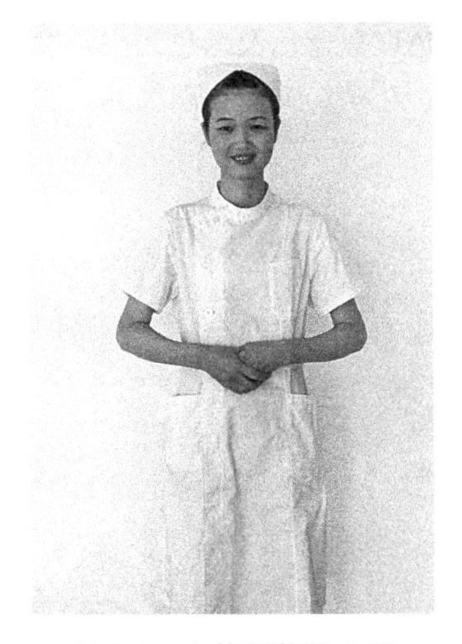

图 3-3　女款夏装护士服

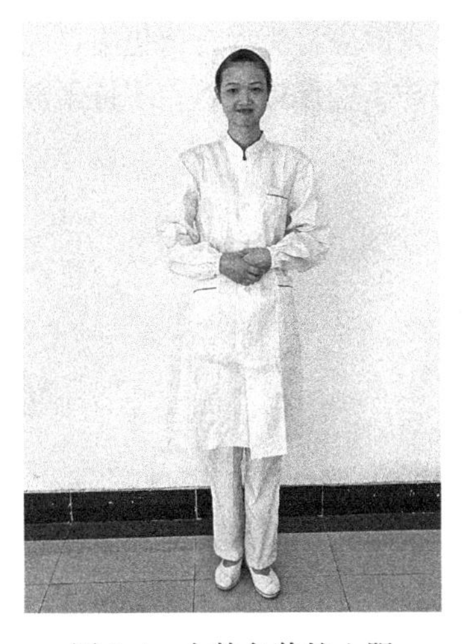

图 3-4　女款冬装护士服

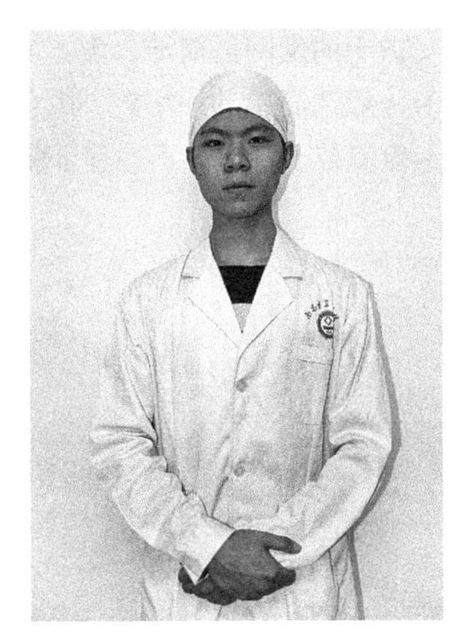

图 3-5　男护士服

除我们常见的护士服外，护士在进入一些特殊场合下需更换适宜的工作服。如进入传染病房时需更换隔离衣，进入手术室时需更换手术服。手术室、ICU 的护士外出时需更换外出服。目前，某些特殊科室为了方便抢救，已取消了开襟式连衣裙款工作服，换成短款上衣套装。

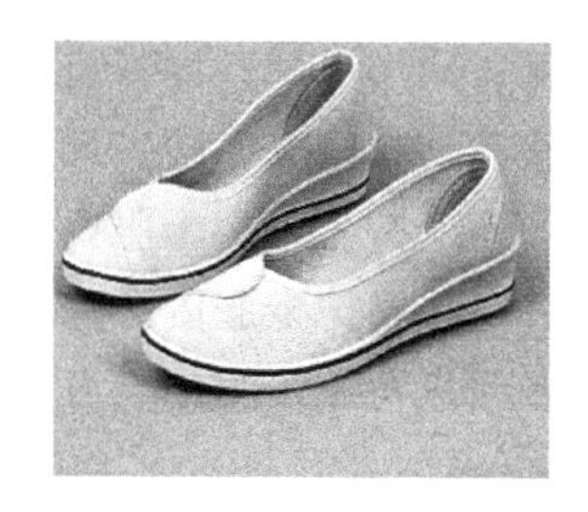
图 3-6　护士鞋

（三）护士鞋袜

由于护士日常工作较为繁重，需在病房内大量走动，所以护士在选择护士鞋时应注意保护好自己的双脚。护士鞋要求软底、坡跟或平跟，柔软、轻便、舒适、防滑，颜色以白色或奶白色为宜。不得穿高跟及走路有较大声响的鞋子。护士应随时保持鞋面的干净整洁，及时清洗。穿护士鞋（图 3-6）时需搭配肉色、白色等浅色袜子，袜子以单色为宜，袜口不宜外露，以免影响美观。在炎热的夏季，护士应穿易吸汗的袜子，不得光脚穿鞋。

（四）口罩

医院是一个微生物病原体高度集聚的场所。护士在临床工作中，出于医院感染的要求，同时也为了保护护士本人，医院要求需统一佩戴口罩（图 3-7）。

护士在选择口罩时，口罩必须大小适合，戴的方式也必须正确，口罩才会起到应有的效果。佩戴时要把口罩上的铁丝按在鼻梁上，再顺着鼻梁将整个口罩摊开来，并紧贴面部，将绑带沿耳后绑好，适度调节绑带的松紧程度。口罩需遮住口鼻，注意不可露出鼻孔。口罩应保持清洁美观，如口罩暂时不用时，应放于护士服胸前口袋中或装于干净塑料口袋中放在护士服下方口袋。

传统的可洗涤棉布口罩多数已被一次性医用口罩所取代。一次性口罩的材质为无纺粘无纺布、熔喷布、纺粘无纺布。标准的医用口罩分为三层：外层有阻水层，可防止飞沫进入口罩里，中层有过滤层，可阻隔 90% 的颗粒，近口鼻的内层用于吸湿。口罩经过环氧乙烷消毒处理，具有高滤菌率、透气、阻尘、柔软、质轻的特点。一次性口罩使用完后要及时丢弃处理，不可循环使用。口罩一旦受潮或污染需及时更换，戴口罩前及脱口罩前需洗手。

（五）配饰

护士在工作期间出于工作需要可佩戴一些配饰，如女护士的发网、发卡（图 3-8）、胸表等。女护士的发网需简洁、大方美观，发网应将头发全部包裹在内，颜色以深蓝色及黑色为主。发卡一般选简单的一字夹，颜色要与护士帽保持一致，不得佩戴鲜艳、花哨的夹子以防突兀。发卡应佩戴于脑后，不得置于前额。

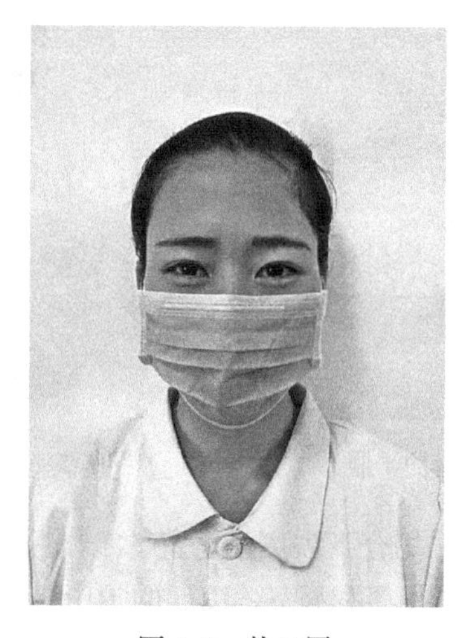
图 3-7　戴口罩

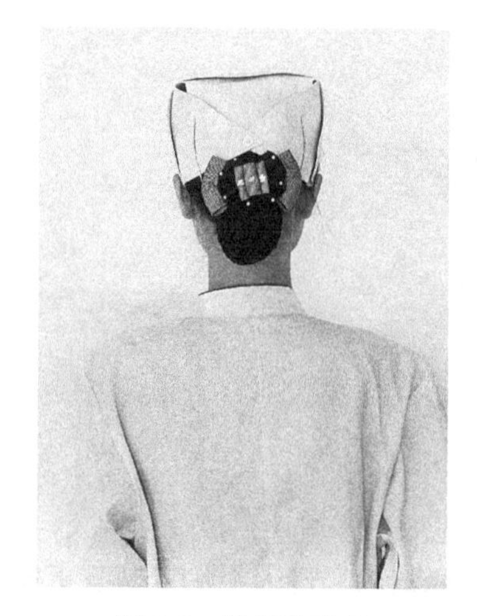
图 3-8　发网及发卡

（考点：护士服着装具体要求）

# 自测题

## 一、填空题

1. 着装的基本原则有__________、__________、__________、__________。
2. TOP原则包括__________、__________、__________。
3. 常用的首饰主要有耳环、__________、__________、__________、__________。
4. 护士在佩戴护士帽时要求做到前不过__________，侧不过__________，后不过__________。

## 二、选择题

$A_1/A_2$ 型题

1. 下列符合适应性原则的是（　　）
   A. 男士穿紧身裤　B. 女士穿低胸装
   C. 胖子穿横条衣服　D. 高个子穿长裙
   E. 矮个子穿短裤
2. 着装需考虑时间与季节性，以下不符的是（　　）
   A. 春季穿长袖
   B. 夏季穿短裙
   C. 冬季上身穿棉袄，下身穿短裤
   D. 每次换季时都及时清空衣柜
   E. 几年前不穿的衣服捐助给红十字机构
3. 身材矮小者宜选择的着装是（　　）
   A. 长裙　B. 板鞋
   C. 短裤　D. 高帮鞋
   E. 高腰裤
4. 儿科护士不宜穿什么颜色的护士服（　　）
   A. 白色　B. 粉色
   C. 蓝色　D. 花色
   E. 紫色
5. 护士工作时可佩戴的配饰是（　　）
   A. 戒指　B. 胸表
   C. 耳环　D. 项链
   E. 手镯
6. 女护士佩戴燕帽时，帽檐距发际线（　　）
   A. 1～2cm　B. 2～3cm
   C. 3～4cm　D. 4～5cm
   E. 5～6cm
7. 不符合护士鞋的选择要求的是（　　）
   A. 白色　B. 平底鞋
   C. 坡跟鞋　D. 高跟鞋
   E. 软底鞋
8. 下面哪个科室不适合穿连衣裙款护士服（　　）
   A. 内科　B. 外科
   C. 手术室　D. 儿科
   E. 门诊部
9. 李护士是骨科一病区的护士长，适合她佩戴的燕帽是（　　）
   A. 不带杠　B. 一条杠
   C. 两条杠　D. 三条杠
   E. 四条杠
10. 李怡晚上要参加一场高档的晚宴，她应选择哪种材质的首饰佩戴（　　）
    A. 黄金　B. 白银
    C. 翡翠　D. 玛瑙
    E. 珍珠或钻石

## 三、简答题

1. 着装礼仪的注意事项有哪些？
2. 护士在工作时应如何着装？

（严　敏）

第4章

# 护士行为礼仪

随着人类文明的进步，规范得体的行为举止已成为一个人是否文明的标志之一。它不仅会影响一个人的自身形象，也能反映一个人的内在素养，从而影响他人对自己的印象和评价。因此，优雅、得体、文明规范的行为举止在人际交往中是十分重要的。

## 第1节　基本行为礼仪

**案例4-1**　同学王婷，女，14岁，身高175cm。站立时总是弯腰驼背，一条腿不停地抖动，走路时双脚呈外八字，摇头晃脑，遭到同学嘲笑，小王因此非常苦恼和自卑。

**问题：** 1. 王婷同学的站姿和走姿应怎样做才不会遭到同学的嘲笑？

2. 如何帮助小王纠正这些不良姿势，找回自信？

行为举止是人们在活动或交往过程中所表现的各种姿态，也是人类的一种无声语言，在人际交往中可以向别人传递一个人的学识与修养，并能交流思想、表达情感，还能展现个人的魅力、职业特征和素质水平。因此，在人际交往中尤其是正式场合，更要有良好的行为举止，使自己的行为符合客观实际和约定俗成的行为规范，即俗话说的“站有站相，坐有坐相”。因此，在日常生活中，要求每个人都应该有意识地训练自己的行为，包括站姿、坐姿、走姿、蹲姿、手姿、行礼等。

### 一、站　　姿

站姿是指人站立时的姿势，是最基本的姿势，也是其他一切姿势的基础，良好的站姿能衬托出美好的气质和风度，也能显示出一个人的自信。

（一）基本站姿

躯干挺直，身体的重心放在两脚正中，挺胸、收腹、立腰、提臀。头正颈直，下颌微收，双眼平视前方，目光柔和，面带微笑，嘴唇微闭；双肩水平并放松，稍外展；两臂自然下垂，四指并拢，中指贴于裤缝；双腿直立，双膝关节和脚跟部靠紧，双脚脚尖分开呈45°～60°（图4-1，图4-2）。

（二）其他常见站姿

因为男女性别差异，男士站姿应表现稳健、潇洒、刚毅的风采，给人一种阳刚之美；而女士站姿则应表现轻盈、典雅、娴静的韵味，给人一种静态美感。

1. 男士其他常见站姿　男士站立时，除了基本站姿外，还可以双脚平行分开与肩同宽，右手握左手手腕，自然贴于腹前（图4-3）或贴于臀部（图4-4）。

2. 女士其他常见站姿　女士站立时，除了基本站姿要求外，还可以采取以下几种常见站姿。

（1）“V”字步站姿：双脚跟并拢，两脚尖分开呈45°～60°，可双手自然下垂，四指并

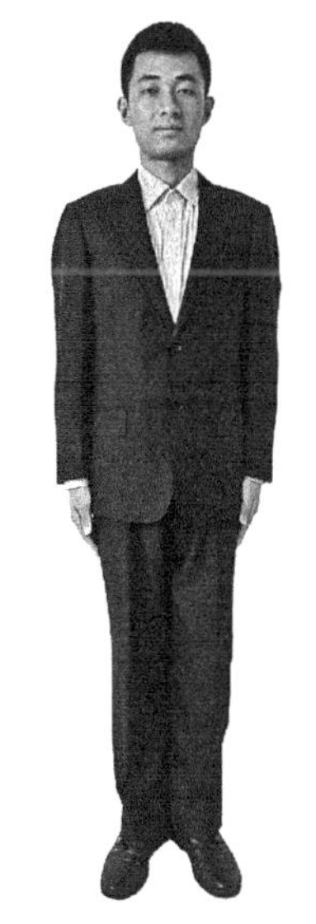

图 4-1　男士基本站姿

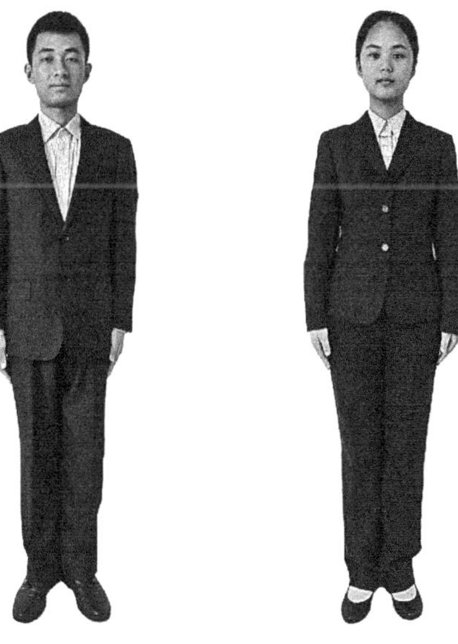

图 4-2　女士基本站姿

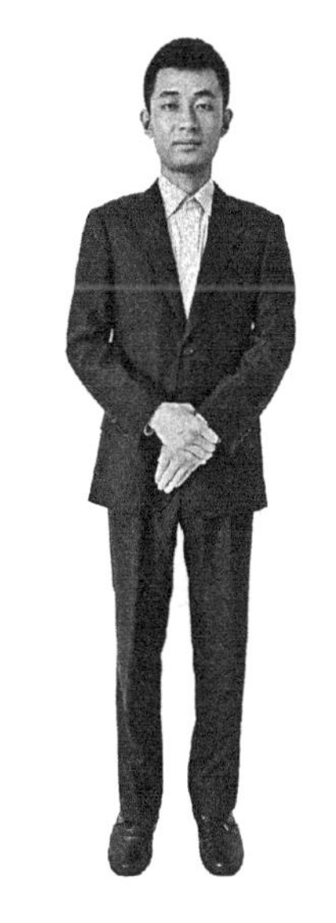

图 4-3　双手贴于腹前

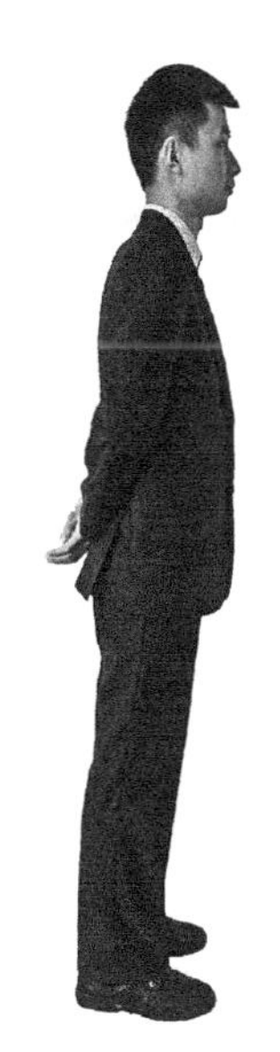

图 4-4　双手贴于臀部

拢，中指贴于裤缝。也可右手轻握左手，但左手的四指指尖不宜露出，双手拇指自然向内弯曲，自然屈臂放于腹前，高度平脐（图 4-5，图 4-6）。

（2）“丁”字步站姿：一脚跟紧贴于另一脚的内侧中点，两脚间的角度为 90°，双手摆放方式同“V”字形站姿（图 4-7，图 4-8）。

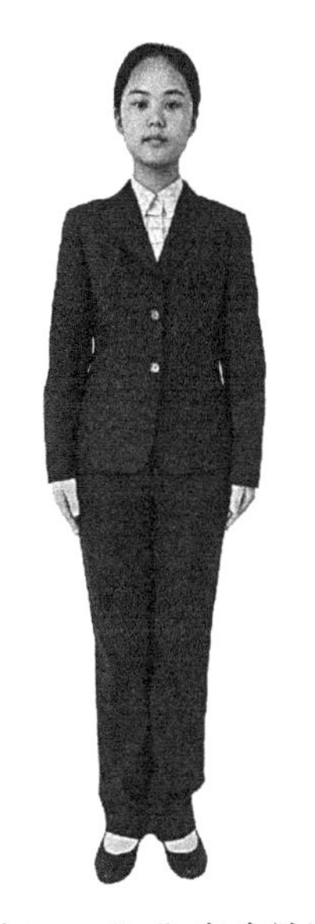

图 4-5　“V”字步站姿（一）

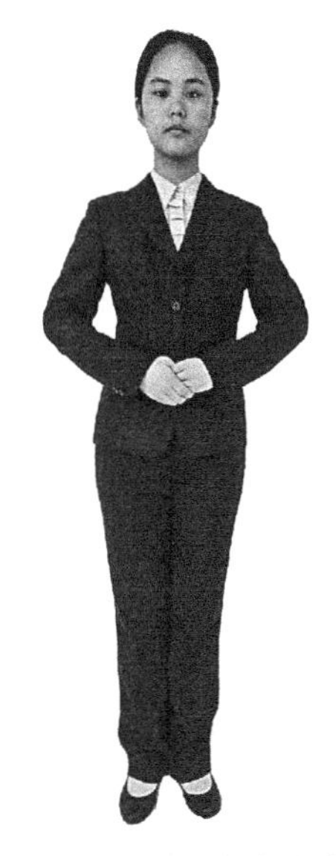

图 4-6　“V”字步站姿（二）

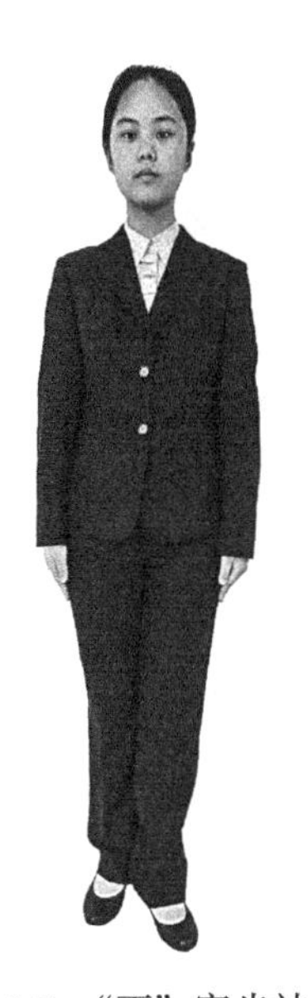

图 4-7　“丁”字步站姿（一）

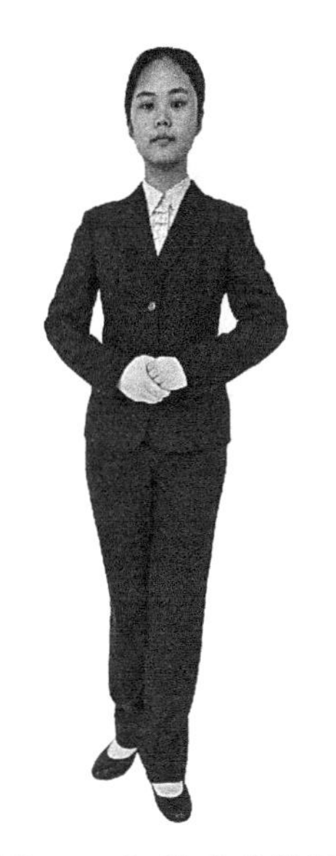

图 4-8　“丁”字步站姿（二）

（三）不同场合的站姿

正确的站姿能给人以端庄大方、蓬勃向上的美好印象，但是在不同的场合应采取不同站姿，以达到适应场景的效果。

1. 在升国旗、接受奖励等比较庄严、隆重的场合时，应采取基本站姿，且表情要严肃。

2. 在门口迎接或接待会议时，由于时间较长，男士可采取双脚平行分开与肩同宽，右手握左手手腕，自然贴于腹前或贴于臀部；女士则可双脚交替稍屈曲，以稍作休息。

3. 主持各种文艺活动、联欢会时，女士应站“丁”字步。

（四）站姿禁忌

1. 身体欠端正　站立时，身体轴线挺不直，重心偏移，如东倒西歪、仰头抬颌、耸肩驼背、双肩高低不一、双手乱放、倚靠墙壁等。

2. 自由散漫　站立时，双手玩弄衣角、手指或物品，随意触摸耳部、头发或挖鼻孔、耳孔等；双脚随意抖动或双腿活动范围过大。

（五）训练方法

1. 靠墙训练　在基本站姿基础上，背靠墙站立，使枕部、肩胛骨、臀部、小腿、足跟紧贴墙面，可以在肩部、小腿与墙面接触处各放一张纸片，训练时纸片不能掉下来，以达到强化和检验效果的目的。

2. 背靠背训练　两人一组，在基本站姿基础上，两人背靠背站立，两人的枕部、肩胛骨、臀部、小腿、足跟紧贴在一起，为使效果更佳，可以在两人肩部和小腿处各放一张纸片，训练时纸片不能掉下来。

3. 顶书训练　在基本站姿的基础上，将书本放在头顶，训练时书本不能掉落，达到纠正低头、仰头、歪头、头部摇晃等头部不良姿势的目的（图 4-9）。

4. 提踵训练　双脚前脚掌着地，脚跟悬空，其余同基本站姿，然后提踵，反复练习，也可以站立好后静止不动，以练习平衡感。这种训练方法主要用于提臀效果不好者（图 4-10）。

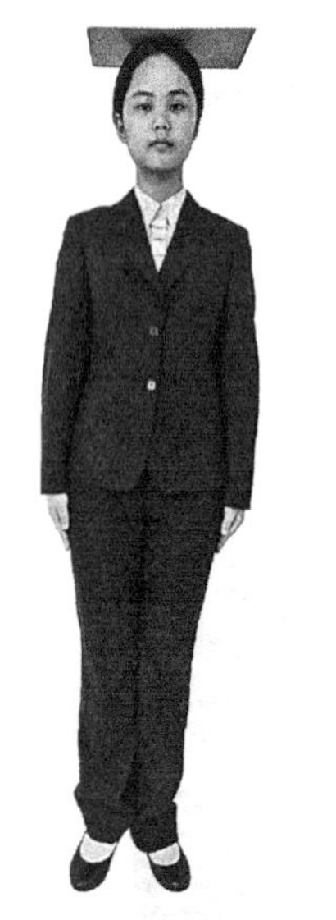

图 4-9　顶书训练

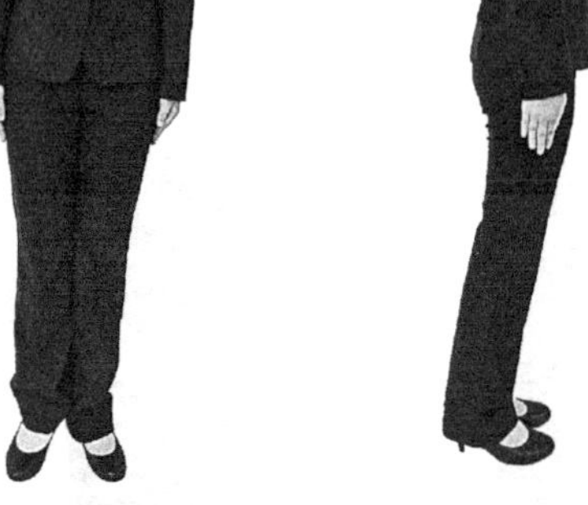

图 4-10　提踵训练

## 二、坐　　姿

坐姿是指人在就座后所呈现的姿势。相对于站姿而言，它是一种静态姿势，是在人际交往、日常生活和工作中应用最多的一种姿势。端庄、优雅的坐姿能给人留下文雅稳重、自然大方的印象，从而展现自己良好的气质。

（一）基本坐姿

头正颈直，双目平视前方，双肩水平并放松，上身正直，挺胸收腹，上身与大腿、大腿与小腿之间均呈 90°，双膝双脚并拢。男士双膝可以稍微分开，但不得超过肩宽，脚尖、膝盖面对正前方或侧前方，双手掌心向下，放于大腿上，或者放在身前的桌面上，也可分别放在椅子或沙发两侧的扶手上（图 4-11～图 4-14）。

1. 就座要求　就座又称入座、落座，是从走向座位到坐下的一系列动作，就座时需要保持动作的规范、自然和优美。

（1）入座顺序：与他人一起入座时，要讲究先后顺序，礼让尊长，即位尊者先入座，平辈之间或亲友之间可同时入座，抢先就座是失态、失礼的表现。

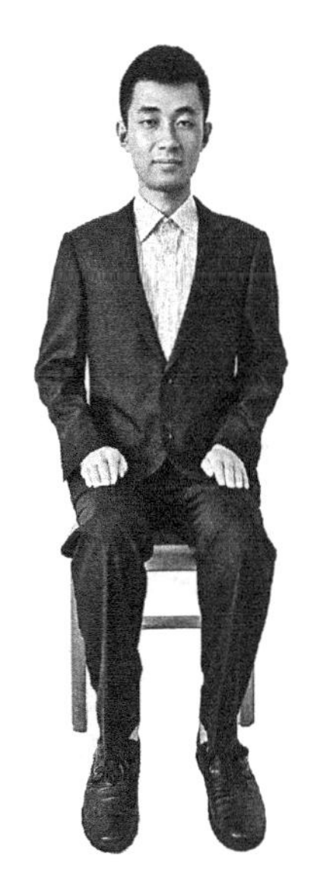

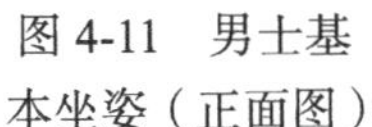

图 4-11　男士基本坐姿（正面图）

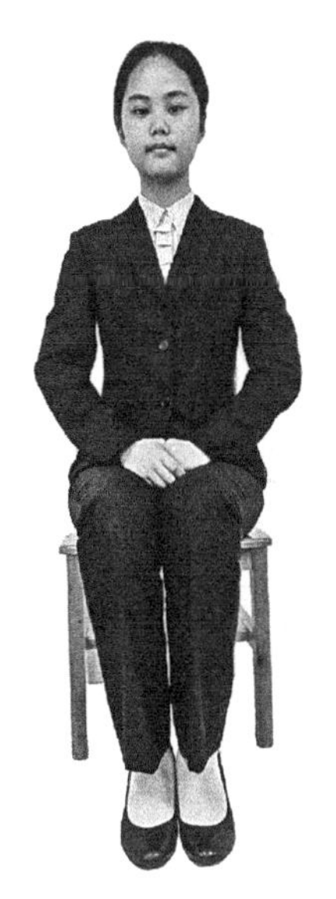

图 4-12　女士基本坐姿（正面图）

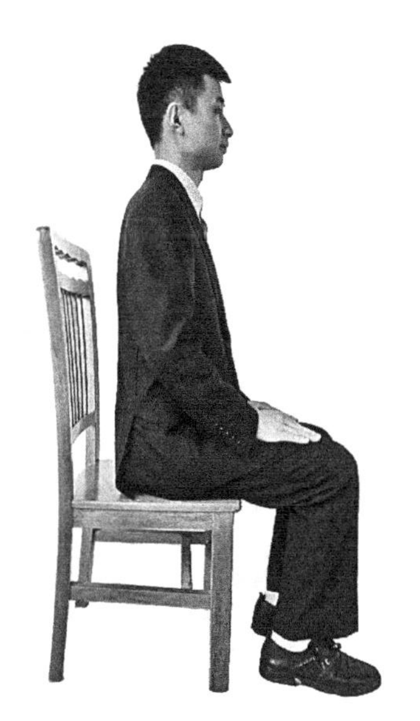

图 4-13　男士基本坐姿（侧面图）

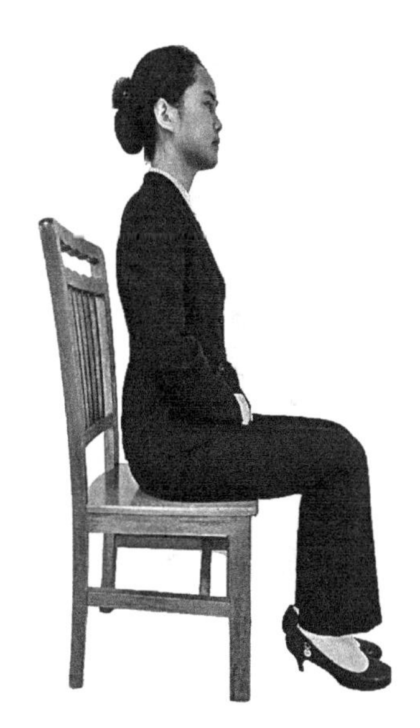

图 4-14　女士基本坐姿（侧面图）

（2）入座方位：通常情况都应该遵循“左进左出”的原则，即从左侧走向自己的座位，从左侧离开自己的座位，特别是在正式场合更应该遵守。同时注意座位的尊卑，主动将上座相让于人。

（3）正确落座：走到座位前，背对座位，右脚后退半步，使腿部接触座位边缘，轻轻坐在椅面的前 1/2～2/3，注意保持头部端正，不可回头找座位。女性着裙装入座时，应先用双手抚平裙摆后再坐下。

（4）落座无声：无论是移动座位还是落座，调整坐姿，整个过程都应不慌不忙，悄然无声，体现良好的教养。

2. 离座要求　离座是指从坐姿到起身离开座位这一过程，在准备离座时需表示对他人的尊重、有礼貌。

（1）离座前有表示：当其他人在座时，离座前应该用语言或动作向其示意，方可起身离座，不要突然起身离座，以免惊扰他人。

（2）离座顺序：离座时要注意起身的先后顺序，一般位尊者先离座，平辈、同事、同学、朋友可同时起身离座。

（3）离座要轻、缓：起身离座时，应轻轻起身，缓慢离座，避免起身离座动作过快、过猛而发出声响或物品掉地。

（4）站稳后离开：起身后应先站稳，再离开，避免起身就跑，或起身与行走同时进行。

### （二）其他常见坐姿

1. 双腿叠放式　是一种十分优雅的坐姿，适合女性穿短裙时使用。将双腿一上一下完全地交叠在一起，叠放在上的脚尖垂向地面。双腿与地面呈 45° 斜放于一侧。双手叠放于大腿上（图 4-15，图 4-16）。

2. 双腿斜放式　适于女性穿裙子在较低处就座时使用，能显示出女性的端庄。双膝双脚并拢，然后向左或右与地面呈 45° 斜放，双脚全脚掌着地，双手叠放于大腿上（图 4-17，图 4-18）。

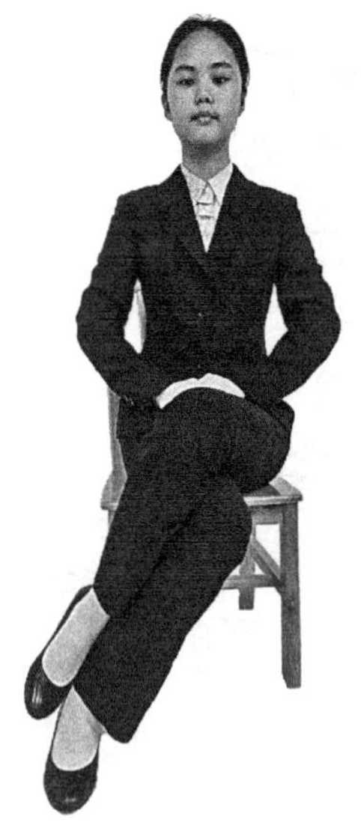
图 4-15　双腿叠放式（正面图）

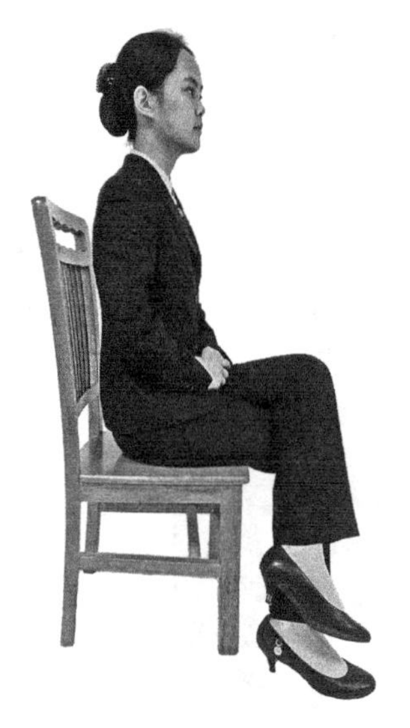
图 4-16　双腿叠放式（侧面图）

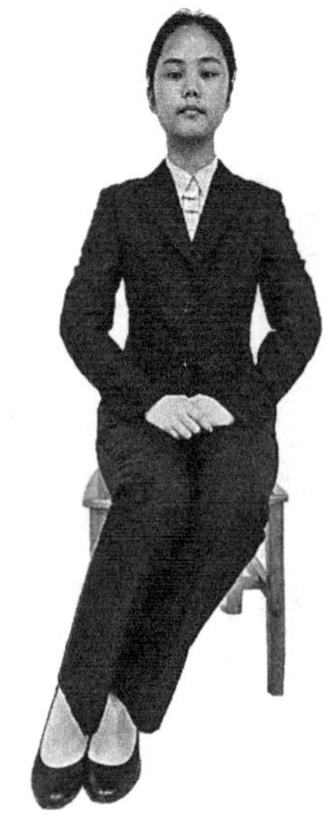
图 4-17　双腿斜放式（正面图）

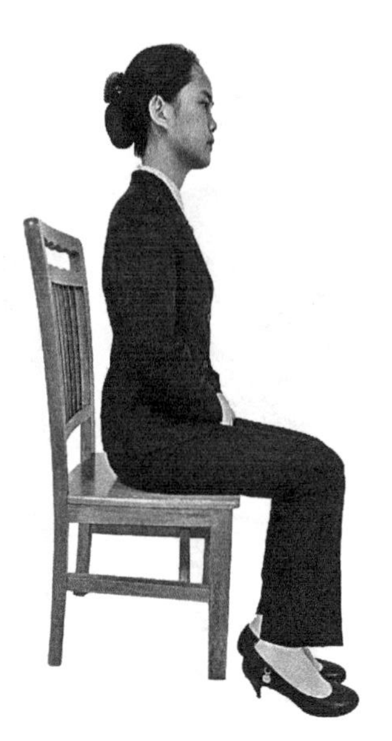
图 4-18　双腿斜放式（侧面图）

3．前伸后屈式　适用于女性，双膝并拢，一只脚向前伸，另一只脚向后屈，双脚全脚掌着地并保持在一条直线上（图 4-19，图 4-20）。

4．双脚交叉式　适合一般场合，双膝并拢，双脚在膝关节处交叉后可以内收，亦可以斜放，但不能向前伸出太远（图 4-21，图 4-22）。

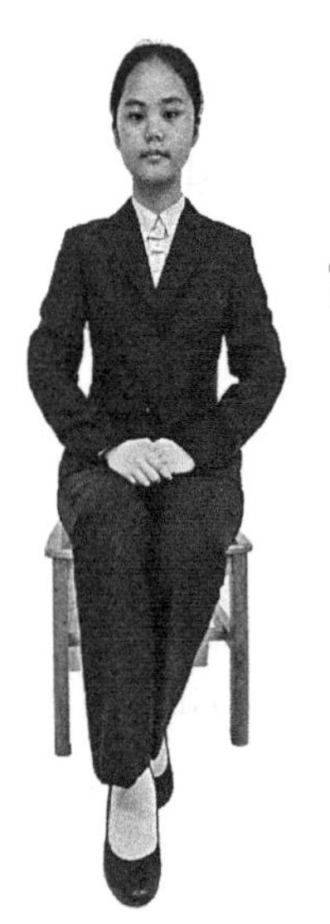
图 4-19　前伸后屈式（正面图）

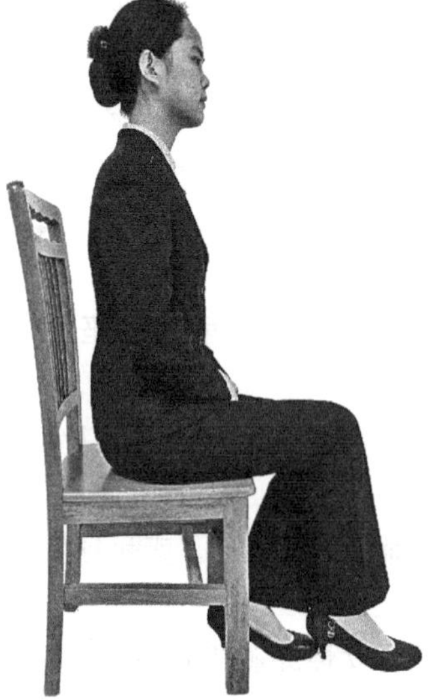
图 4-20　前伸后屈式（侧面图）

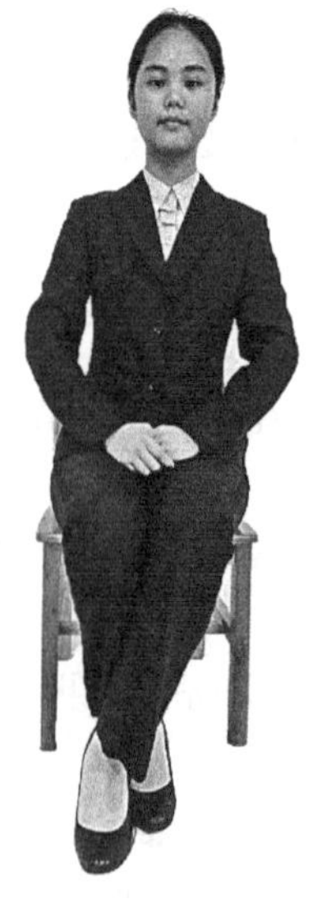
图 4-21　双脚交叉式（正面图）

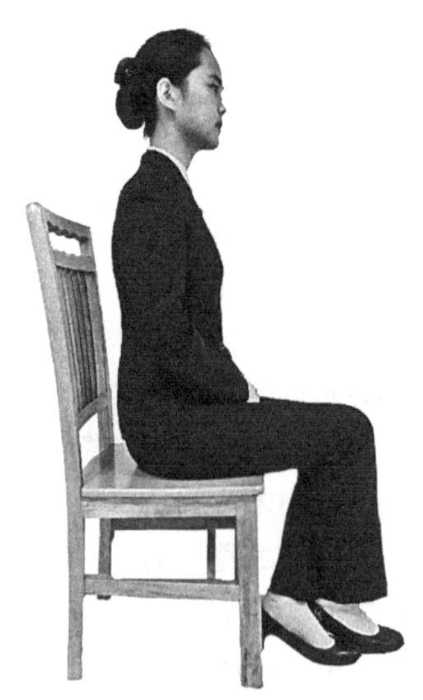
图 4-22　双脚交叉式（侧面图）

（三）坐姿禁忌

为了展示一个人文明、端庄的仪态，因此，落座后要避免出现不雅姿势。

1. 头部　摇头晃脑，头部依靠在座位靠背上或低头注视地面，眼神左顾右盼，闭目养神、挤眉弄眼等。

2. 上半身　过于前倾、后仰或歪向一边，或整个上半身趴在桌上，显得无精打采。

3. 手　小动作太多，如挖鼻孔、掏耳屎、剪指甲、玩弄手指、伸懒腰、随意游移触碰等。

4. 双腿　随意乱动，如分开过大、反复抖动、高跷二郎腿、向各个方向伸直、骑在座位上、盘坐或架在高处等。

5. 脚尖　抬高或指向他人，向上勾脚尖让对方看到鞋底，左右摆动脚尖或摇晃抖动双脚，脱鞋或袜子，把脚搭在别的椅子上等。

（四）训练方法

1. 入座训练　面向镜子，站在椅子左侧，左脚向前迈一步，右脚向右前方迈一步到椅子前，左脚靠上右脚，右脚后退半步使小腿紧挨椅子前缘。理顺裙摆，轻稳入座，入座后收回右脚与左脚靠紧。

2. 坐姿训练　女士入座后，先保持基本坐姿，再在此基础上变换其他坐姿；男士在基本坐姿基础上，练习两腿开合动作。

3. 离座训练　离座时，在基本坐姿基础上，右脚后退半步，上身直立站起，收回右脚，从左侧离开座位。

## 三、走　　姿

走姿即人在行走过程中的姿势、体态，是一种动态姿势，体现人的动态美和精神风貌。对走姿的基本要求就是“行如风”，意思就是行走要像风一样轻盈。

（一）基本走姿

在基本站姿的基础上，起步行走时身体稍向前倾，身体的重心落在前脚掌。当前脚落地后脚离地时，膝关节伸直，脚尖向正前方，双脚踩在一条直线上，步幅均匀适中，一般为一脚长（前脚脚跟与后脚脚尖间的距离），步态轻盈。两臂以身体为中心，自然地前后摆动，摆动的幅度前摆约30°，后摆约15°，摆动时手臂、手指自然弯曲，掌心向内（图4-23）。

男女的走姿是有差别的，尤其是步态，男士应以大步为佳，步态稳健，显示男性刚强、英武、豪迈的阳刚之美；女士应以碎步为美，步态要轻盈、均匀，双手前后摆动幅度要小，显示女性的端庄之美。

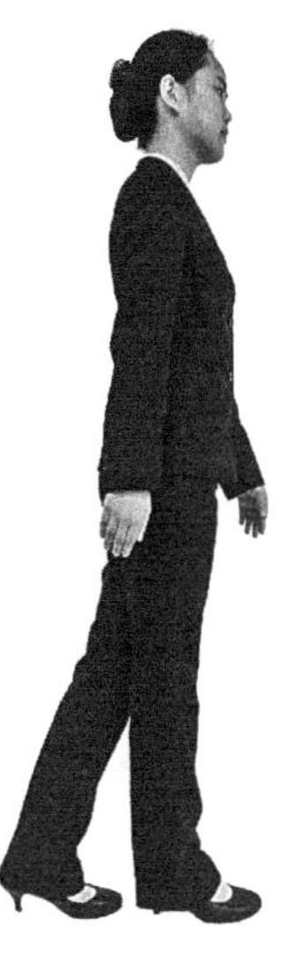

图4-23　基本走姿

（二）走姿禁忌

1. 身体不端正　如弯腰驼背、头部前伸、摇头晃脑、肩膀一边高一边低、身体乱晃、左顾右盼或长时间注视身后等。

2. 步态不正　脚尖向内或向外伸，形成内八字或外八字。

3. 声响过大　如穿金属鞋跟或鞋掌的鞋子、落脚过重或鞋底与地面摩擦发出声响等。

4. 其他　公共场合边走边吃、横冲直撞、勾肩搭背、搂搂抱抱等。

（三）训练方法

1. 起步训练　起步前进时，身体重心前移。

2. 行走训练　行走时，面朝前方，头部端正，挺胸收腹，立腰；双眼平视，下颌微收，面带微笑；身体重心落于两腿中间，不可偏斜、左右摇晃；双臂随步伐自然摆动，手指自然弯曲；脚尖向前，步幅适中，直线行走。

## 四、蹲　　姿

蹲姿，即下蹲的姿势，一般用于拿取低处的物品、捡拾地上的物品等。蹲姿是一种暂时性的姿势，不宜使用过久，但应保持蹲姿优雅、美观。

### （一）基本蹲姿

在基本站姿的基础上或捡拾物品时走到物品的后侧方，一只脚后退半步，先整理衣服或裙摆再缓慢蹲下，臀部向下，两腿合力支撑身体。注意保持身体平衡，避免弓背翘臀，双腿尽量靠紧，尤其是女士。

### （二）其他常见蹲姿

1. 高低式　在基本站姿的基础上，一只脚向前或向后跨一步，双腿并拢，屈膝蹲下。若女性着裙装，在蹲下之前，应先理顺裙摆再蹲下。蹲下后前面一只脚全脚掌着地，小腿与地面基本垂直；后一只脚前脚掌着地，后跟提起，两腿靠紧，男性可稍分开，臀部要向下（图 4-24）。

2. 交叉式　适用于女性，下蹲时，右脚在前，全脚掌着地，右小腿垂直于地面，左脚在后，前脚掌着地，蹲下后双腿交叉在一起（图 4-25）。

3. 单膝着地式　多用于下蹲时间较长或为了用力方便时。是一种非正式的蹲姿。基本特征是双腿一蹲一跪，即下蹲后，一只脚全脚掌着地，小腿与地面垂直，一条腿膝关节着地，脚尖着地，臀部坐在脚跟上，双膝关节向外，双腿尽力靠拢（图 4-26）。

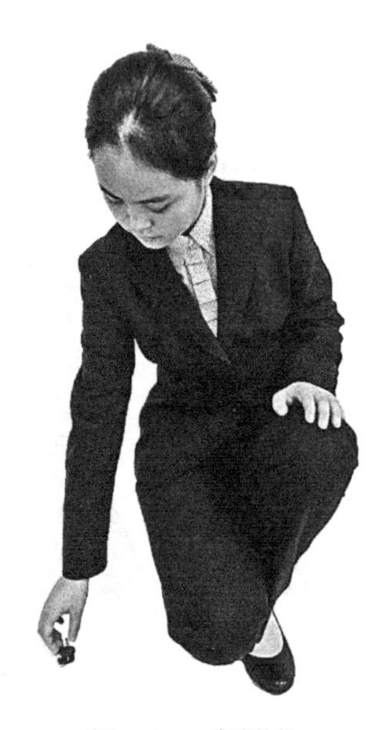

图 4-24　高低式

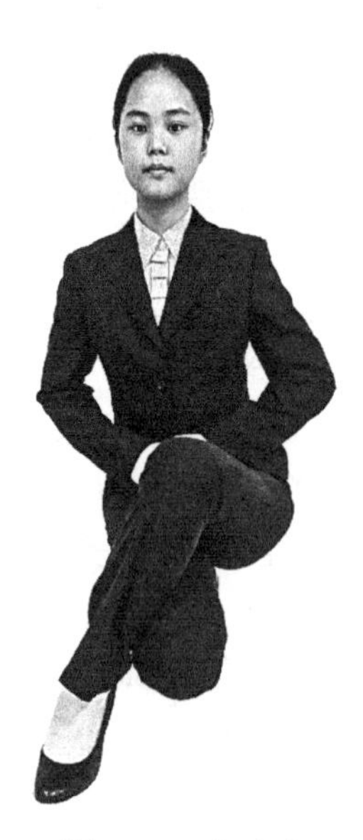

图 4-25　交叉式

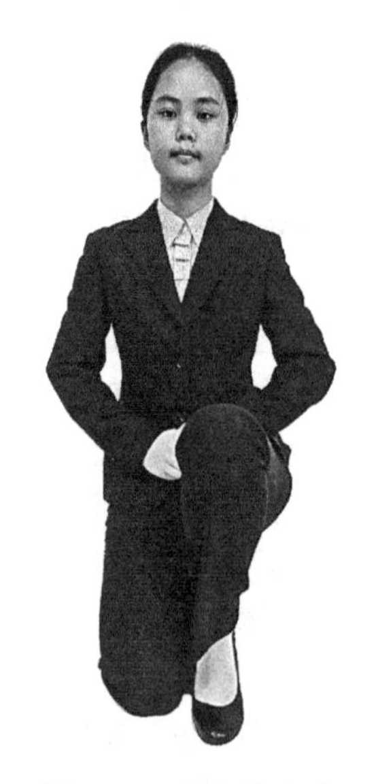

图 4-26　单膝着地式

### （三）蹲姿禁忌

行走时需要捡拾物品，虽可弯腰捡拾，但不及蹲姿雅观。但下蹲时应避免出现不雅姿势，给人留下粗俗的印象。

1. 突然下蹲　速度过快，使旁人受到惊扰，也会导致蹲姿不稳定。

2. 离人太近　与他人同时下蹲时距离太近，导致双方“迎头相撞”，干扰他人。

3. 方位不当　正面面对他人或背对他人，使他人感到不便或显得不尊重他人。应与他人侧身相向。

4. 其他　如女性下蹲时双腿分开露出内裤、裙子触及地面、蹲在椅子上等。

（四）训练方法

1. 下蹲时　在基本站姿基础上，右脚后退半步，双手在身后理顺裙摆，双膝关节弯曲，蹲下。

2. 起立时　膝关节伸直，提高重心，右脚回归原位，以基本站姿站立。

## 五、手　姿

手姿，又称手势，是指人的两只手臂及双手的动作，是人际交往中最丰富、最有表现力的体态语言之一。在人际交往中恰当地运用手势能够起到表达、传递情感的作用。但在不同的地域和民族，手势的含义不尽相同。因此，学习、运用手势时，要符合规范，避免引起误会。

（一）基本手势

1. 垂放　是最基本的手势，双手自然下垂，掌心向内，分别贴放于大腿两侧或相握于腹前，详见站姿中描述，多用于站立时。

2. 背手　双臂伸到背后，双手相握，贴于臀部，多用于站立或行走时，能让自己镇定，也能显示权威。

3. 持物　用手拿物品，既可双手又可单手。但应动作自然，用力均匀，做到稳妥、自然、卫生，不应跷起环指和小指。

4. 鼓掌　右手掌心向下，有节奏地拍击掌心向上的左手掌，用于会议、演出、比赛或迎候嘉宾的时候，以表示欢迎、祝贺、支持。

5. 指示　在站姿基础上，五指并拢，手掌自然伸直，掌心向上，手腕伸直，肘关节自然弯曲，抬至一定高度，朝一定方向伸出手臂，面带微笑、面对来宾，用于引导他人或指示方向。

6. 夸奖　用于表扬他人时，伸出右手，跷起拇指，指尖向上，指腹面向被夸奖者，同时注视被夸奖者并面带微笑，以表示诚恳。但禁忌拇指竖起反向指向他人，或自指鼻尖等藐视他人和自大的行为。

（二）常见的手势语

1. 握手　握手是普遍使用的表示友好的礼节。基本做法是伸出右手，四指并拢，拇指张开，握住对方的手，一般 1～3 秒。握手时应注意以下几点。

（1）握手前应先向对方打招呼，并站在距离对方约一步远的地方。

（2）握手时应注视对方，微笑致意，不能东张西望或心不在焉。力度要适中，时间不可过长或过短。与异性握手时，男士应该在女性伸出手后及时回握并象征性的轻握即可。

（3）注意伸手的次序，一般应由年长者、上司、主人、女性先伸手。

（4）握手禁忌：坐着握手、左手握手、人多时交叉握手、脏手或戴着手套握手、强行握手、拒绝握手或握手后马上擦手、洗手等。

2. “V”字形手势　食指和中指分开呈“V”字形，掌心朝前。这种手势在英国、美国等国家表示“胜利”，在中国可表示数字“二”。如掌心朝内就是侮辱人了。因此，在做这个手势的时候，掌心注意向外。

3．“OK”手势　拇指和食指指尖相对，构成环，其他三指伸开，这一手势在不同的国家表示不同的含义。因此，在使用的时候应特别注意。在中国表示数字“0”或“3”；在英国、美国等国家表示“赞同”；在法国南部、希腊表示“零”、“毫无意义”；在日本表示“钱”；在巴西、俄罗斯、德国表示“人体上非常隐蔽的孔”。

（三）手势禁忌

1．失敬于人　掌心向下挥动手臂，勾动食指或除拇指外的其他四指招呼别人，用手指指点他人等都是失敬于人的手势。

2．不卫生　当众抓头皮、掏耳朵、擦眼屎、掏鼻孔、剔牙齿、抠脚、剪指甲、咬指甲等极不卫生的手势。

3．不稳重　双手乱摸、乱动，如折衣角、玩弄手指、双手插口袋等。

4．易误解　分两种情况，一是自创的不通用、不易被他人理解的手势，二是在不同地域、国家错误使用手势引起误解的。

（四）训练方法

重点训练指示手势。在站姿基础上，五指并拢，手掌自然伸直，掌心向上，手腕伸直，肘关节自然弯曲，抬至一定高度，朝一定方向伸出手臂。

## 六、行　　礼

行礼是向他人表达问候、尊重、敬意的一种礼仪形式，在人际交往中使用频率较高，且作用不容忽视，能体现一个人的修养和素质。常见的行礼方式有握手礼、鞠躬礼、点头礼、挥手礼、注目礼、叩头礼、拥抱礼、脱帽礼等，但在护士工作中常用的有握手礼、鞠躬礼、点头礼等。

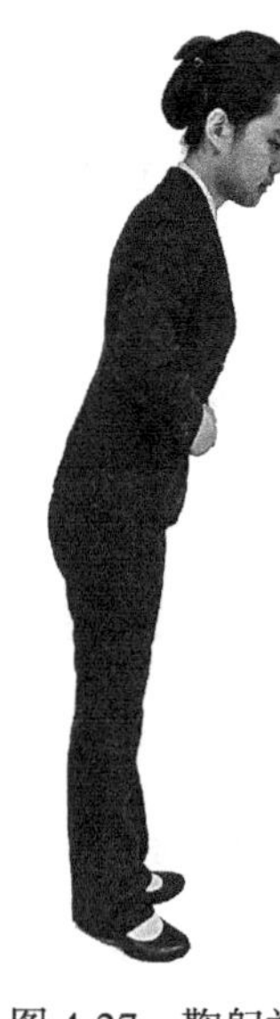

图 4-27　鞠躬礼

（一）握手礼

详见手势中握手部分。

（二）鞠躬礼

鞠躬礼是中国、日本等国家的传统礼节之一，是人们常用来表达对对方恭敬、答谢、致歉的一种礼节。

1．鞠躬的方式　在基本站姿的基础上，目光注视受礼对象，男士双手自然下垂，手指紧贴两侧裤缝，女士双手相握贴于腹前，头、颈、背成一条直线，以腰为轴向前倾斜，目光随身体倾斜看向下方，可同时伴有问候语。一般情况下，前倾 15°～30°，前倾的幅度越大，表示尊敬程度越高。特殊情况如悔过、谢罪或追悼会等，则行 90° 的大鞠躬（图 4-27）。

2．行鞠躬礼注意事项　行鞠躬礼时应注意以下问题。

（1）场合：适用于领奖或演讲后、演员谢幕、向他人表示感谢、晚辈对长辈、学生对老师、下级对上级等，参加婚礼、葬礼等。

（2）次数：视情况而定，但只有追悼会才会三鞠躬，因此在其他场合不行三鞠躬。

（3）还礼：受礼者应以同样的姿势还礼，但位尊者可以采用点头致意或握手来答礼。

（三）点头礼

点头礼是日常生活中应用非常广泛的一种礼节，经常用于公共场合表示问候。

点头礼的方式：遇到来人但又不宜、不必或不愿采用其他问候方式时，可正常行走或驻足，面向来人并目视来人眼睛或扫视全体人员后，面带微笑，轻点头部，可同时说“你好”等问候语。

（四）训练方法

重点训练点头礼。同学分组进行，正常行走时或站立时，面向来人并目视来人眼睛或扫视全体人员后，面带微笑，轻点头部。

## 第 2 节　护士行为礼仪

**案例 4-2**　护生李静，在呼吸内科实习，在病房推治疗车时总是发出很大的声响，吵得患者及家属睡眠严重受影响，遭到他们的投诉。

**问题：** 1. 李静同学在操作过程中可能存在哪些问题？

2. 你应该如何帮她？

护士行为礼仪是护士在护理工作中的行为要求和规范，应体现护士良好的基本素质和礼仪修养，因此，护士的行为要求：尊重患者、尊重自我、尊重习俗，努力做到规范、优雅、美观、得体。

护士工作中的举止包括站姿、坐姿、走姿、蹲姿、推治疗车、端治疗盘、持病历夹、搬放椅子等。

### 一、护士站姿

躯干挺直，身体的重心放在两脚正中，挺胸、收腹、立腰、提臀。头正颈直，下颌微收，双眼平视前方，目光柔和，面带微笑，嘴唇微闭；双肩水平并放松，稍外展；双手相握贴于腹前或双手自然下垂；双腿直立，双膝关节和脚跟部靠紧，双脚脚尖分开呈 45°～60°（图 4-28）。

女护士还可采取“丁”字步，双手相握放于腹前或单侧手臂抬于腰间的站姿（图 4-29，图 4-30）。男护士还可以采用双脚平行分开与肩同宽，右手握左手手腕，自然贴于腹前。

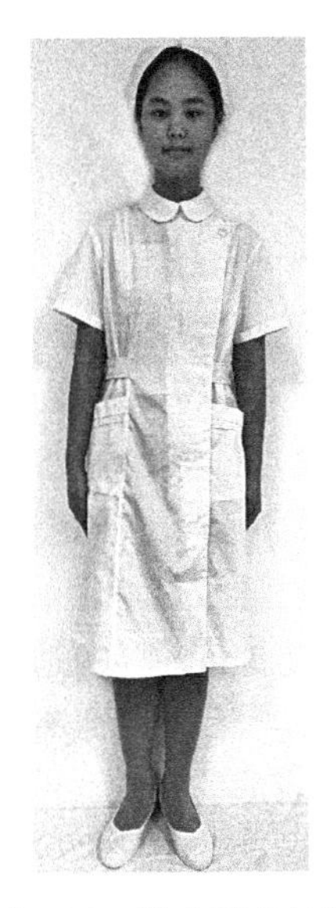

图 4-28　护士基本站姿

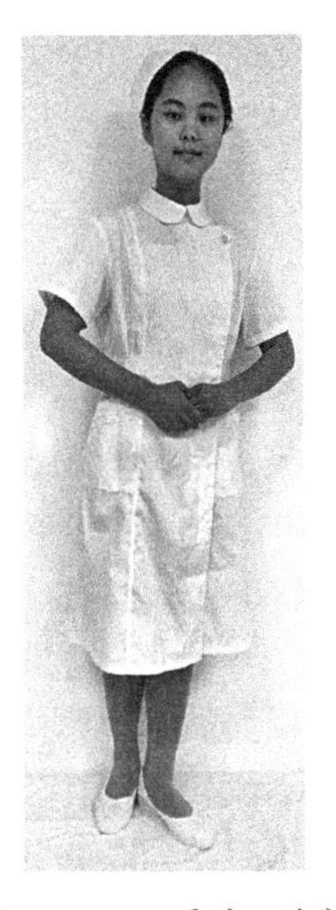

图 4-29　双手贴于腹前

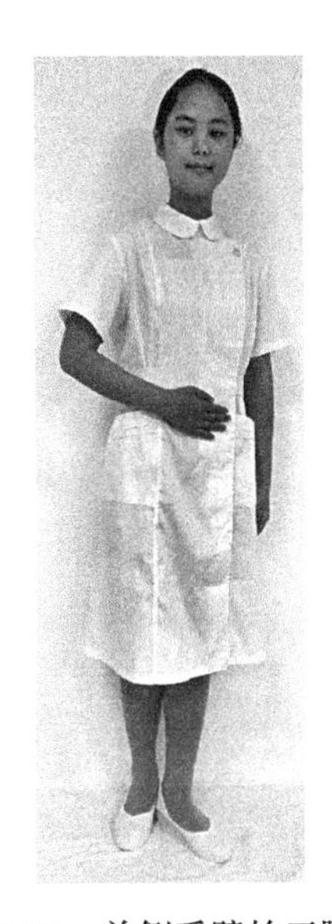

图 4-30　单侧手臂抬于腰间

在工作中，应根据情况采取不同的站姿，始终保持站姿规范、优雅、礼貌、节力。

（考点：护士站姿）

## 二、护士坐姿

护士在工作中不应随意就座，给人以疲倦、懒散的印象。如需要采取坐姿，落座时应端正安稳。以基本站姿站在椅子前，右脚后退半步，坐下时双手从身后理顺工作服，轻坐于椅面的前 1/2～2/3，上身自然挺直，躯干与大腿、大腿与小腿均呈 90°，双膝关节、双脚并拢，脚尖向前，双手交叉相握放于腹前（图 4-31）。

在工作中，护士可以根据情况采取双腿斜放式、双腿叠放式、前伸后屈式、双脚交叉式（图 4-32～图 4-35）。

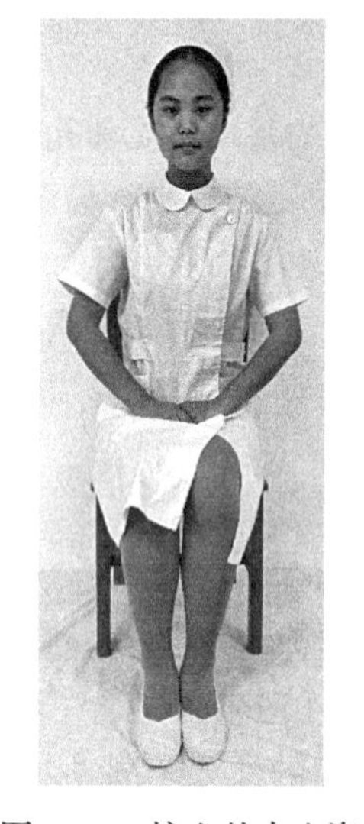

图 4-31 护士基本坐姿

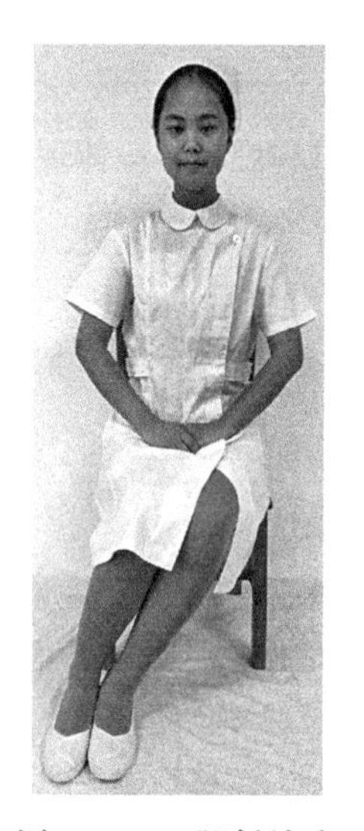

图 4-32 双腿斜放式

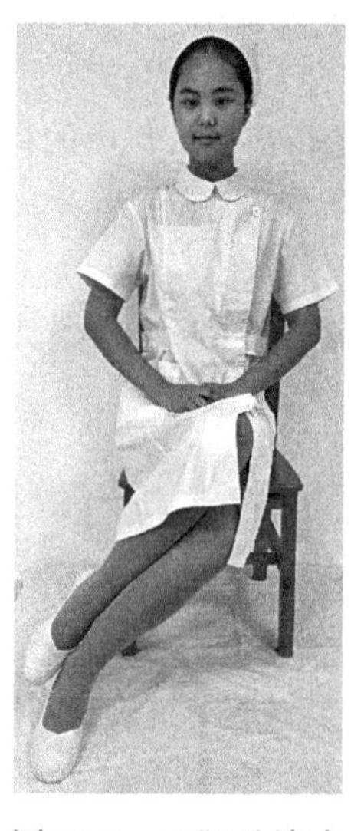

图 4-33 双腿叠放式

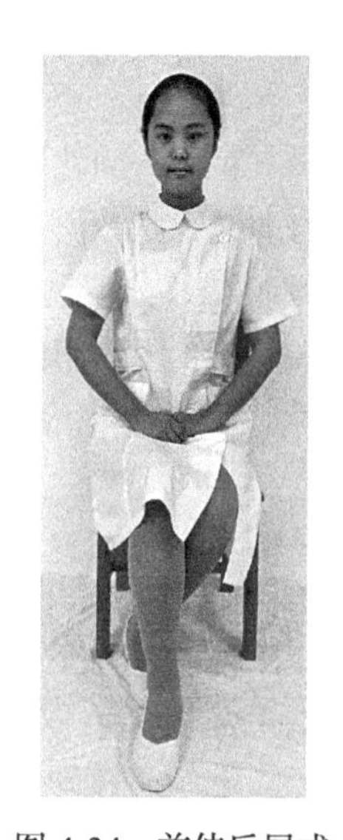

图 4-34 前伸后屈式

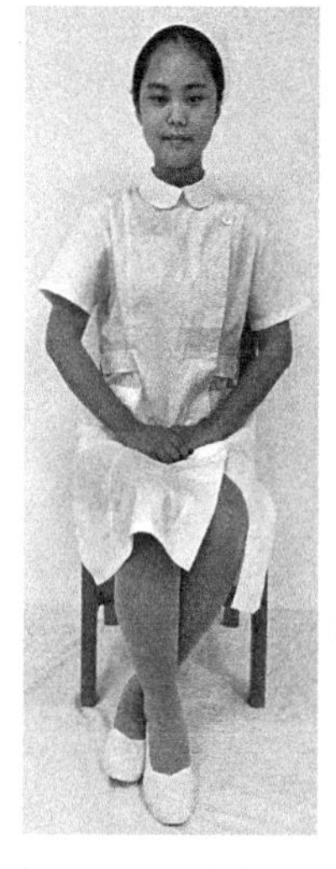

图 4-35 双脚交叉式

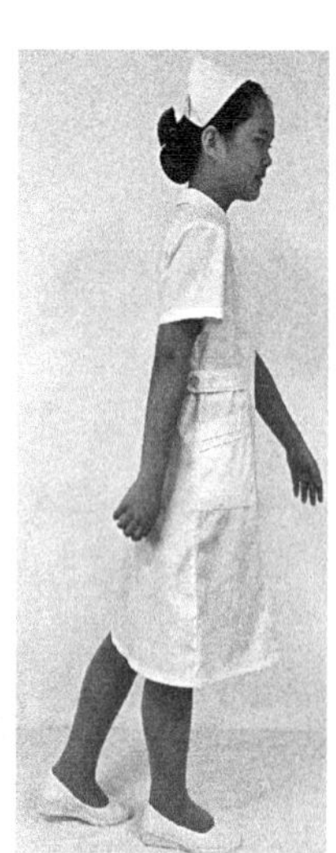

图 4-36 护士走姿

（考点：护士坐姿）

## 三、护士走姿

护士在工作中行走时应做到步履轻盈、从容不迫。走姿要求头正肩平，双目平视，面带微笑，挺胸收腹，两臂自然摆动，摆动幅度以前摆约 30°，后摆约 15° 为宜，直线行走，步幅均匀适中（图 4-36）。

如遇紧急情况需加快行走速度时，应适当减小步幅而加快步伐，以小碎步快走，做到紧张有序，快而不慌。“以走代跑”，增加患者的安全感，不宜在病房里跑动，以免引起患者的恐慌。

（考点：护士走姿）

## 四、护 士 蹲 姿

护士蹲姿的运用要优美、典雅。下蹲时，一脚在前，另一脚在后，双手在身后理顺工作服下摆，上身挺直，屈膝下蹲，蹲下后双腿靠紧，臀部向下（图 4-37，图 4-38）。

（考点：护士蹲姿）

## 五、护士持病历夹礼仪

病历夹具有方便书写和保存病历的作用，因此病历夹在临床上使用频率很高。正确的持病历夹姿势，不仅体现护士对医疗文件的重视，也反映护士严谨的工作态度，更展示护士的姿态美。

（一）基本要求

1. 病历夹放于身体前面　将病历夹放于左侧前臂上，病历夹正面面向身体，病历夹下缘靠在左季肋部，用手掌握住病历夹一侧上 1/3 处，上臂稍外展，使病历夹与身体呈 45° 左右（图 4-39）。

2. 病历夹放于身体侧面　将病历夹贴放于左侧腰部，病历夹正面面向身体，用手掌握住病历夹一侧 1/2 处，前端稍向上倾斜（图 4-40）。

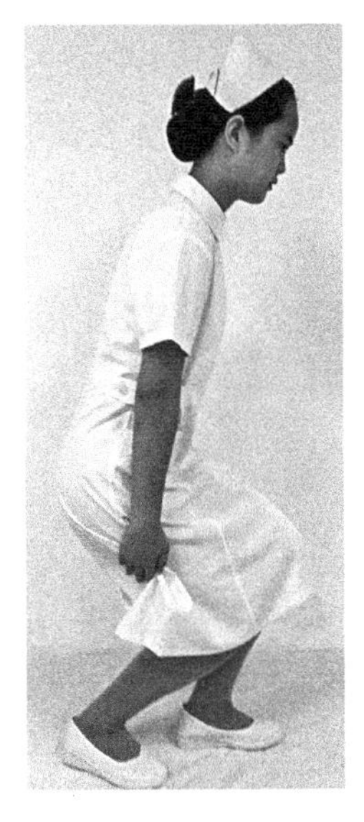

图 4-37　护士蹲姿（一）

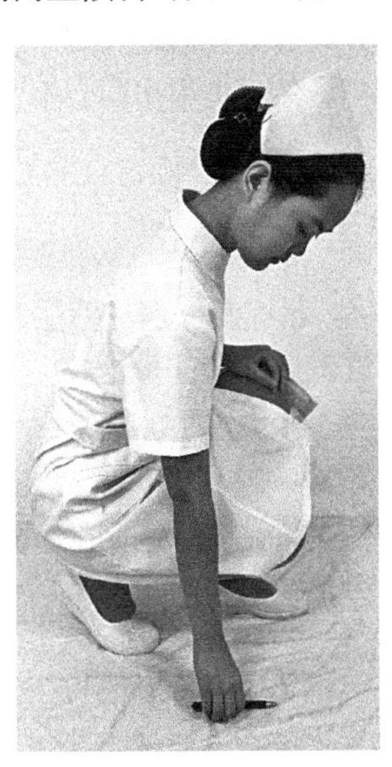

图 4-38　护士蹲姿（二）

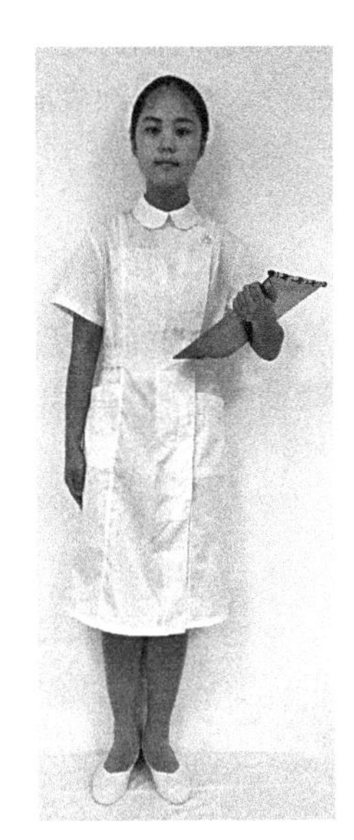

图 4-39　持病历夹（一）

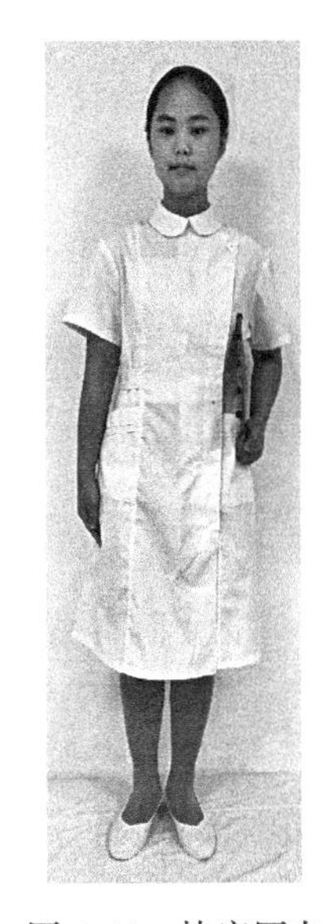

图 4-40　持病历夹（二）

3. 阅读、书写病历　将病历夹正面向上放于左侧前臂上，同时用手握住病历夹上缘中部，前臂稍外展，上臂贴于躯干，另一手翻阅或书写。

（二）注意事项

1. 不可随意拎着病历夹行走。

2. 病历夹使用完毕应及时放回病历柜中保管，不可随意乱放。

3. 持病历夹时不做其他与病历夹无关的事情。

（考点：护士持病历夹礼仪）

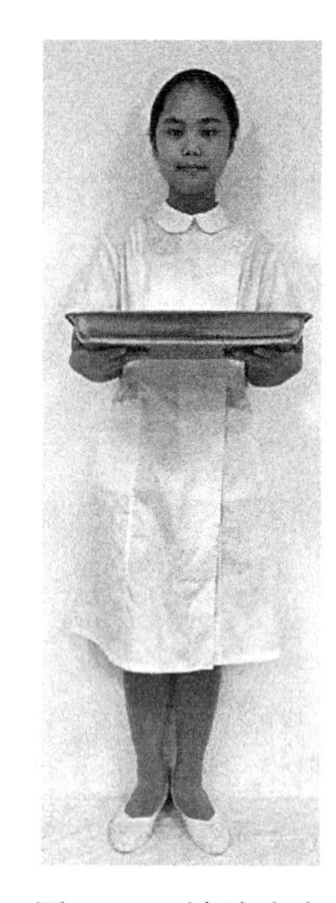

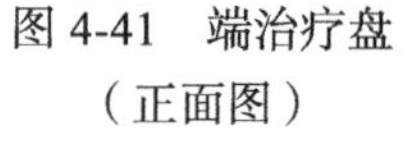

图 4-41　端治疗盘（正面图）

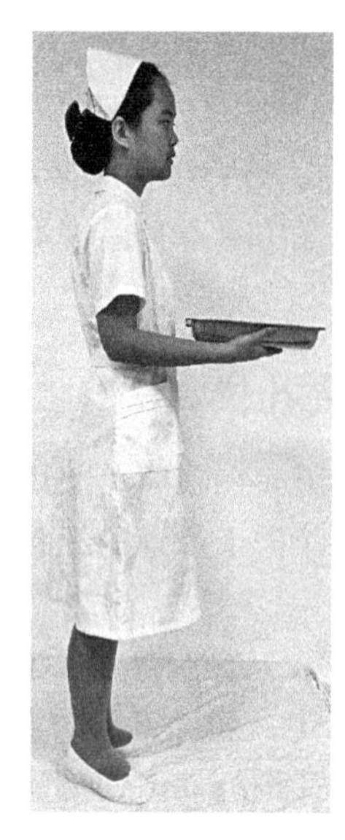

图 4-42　端治疗盘（侧面图）

## 六、护士端治疗盘礼仪

治疗盘是护理工作中最常见的物品之一。护士在做很多治疗护理时，都需要使用治疗盘，正确的端治疗盘方法能体现护士的专业素质，让患者感到安心。为此，端治疗盘要求做到节力、平稳、姿势优美。

（一）基本要求

双手拇指放在治疗盘外侧边缘中部，其余四指自然分开并与手掌共同托盘底，肘关节弯曲呈 90°，贴于躯干，治疗盘的内侧缘距身体约一拳。手、前臂、上臂一起用力，保持治疗盘平稳（图 4-41，图 4-42）。

（二）注意事项

1．治疗盘不可倾斜，双手拇指不能触及治疗盘内面，治疗盘内侧缘不可触及工作服。

2．端治疗盘路遇患者时应向侧面迈一小步，让患者先通过。

3．端治疗盘进出房间时应用肩部或肘部推门，然后进出房间，不可用脚踢门。

（考点：护士端治疗盘礼仪）

## 七、护士推治疗车礼仪

治疗车也是护理工作中最常见的物品的之一。治疗车一般有两层和三层之分，一般最上层三面有护栏，无护栏的一面设有抽屉，用于存放备用物品。推治疗车行进时，应保持治疗车平稳、安全。

（一）基本要求

护士基本站姿站于治疗车后无护栏一侧，双手扶住车缘两侧护栏，上身略前倾，保持上身平直，双臂均匀用力，把稳方向，匀速行进（图 4-43）。

（二）注意事项

1．治疗车应定期检查、定期保养，确保治疗车完好、四轮润滑油充足。避免推车行进过程中，治疗车损坏而使物品掉地或者润滑油不足发出声响。

2．行进过程中注意观察车内物品和治疗车周围情况，保证物品安全。

3．行进过程中路遇患者时，应将车推到一侧，让患者先通过。

4．推车进出房间时，不可用车撞门，应先将车停稳，用手把门打开，再推车入室。

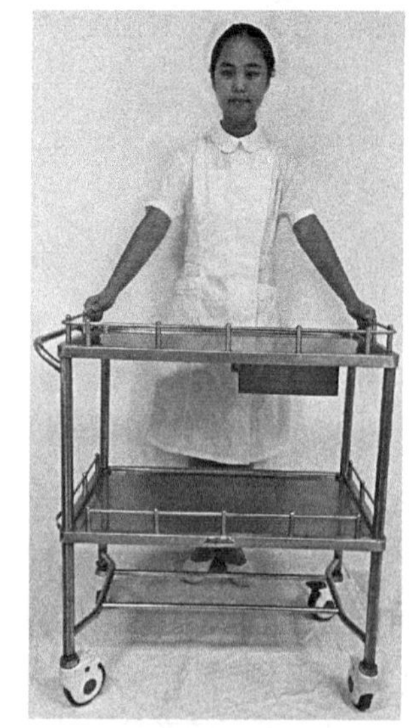

图 4-43　推治疗车

（考点：护士推治疗车礼仪）

## 八、护士搬放椅子礼仪

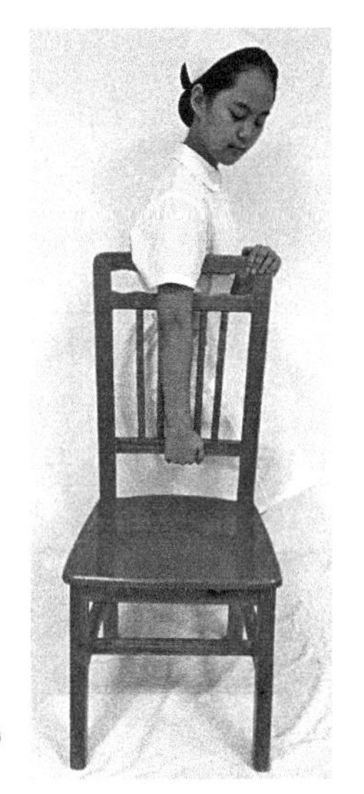
图 4-44 搬椅子

椅子是病房中供患者使用的常见物品，护士在进行治疗护理时常需要移动椅子，搬放时应做到节力、姿势优美、动作轻巧。

（一）基本要求

护士侧立于椅子后面，双脚前后分开，双膝关节屈曲半蹲，一手将椅背夹于手臂和身体之间，手握住椅背下缘中部，另一手自然扶住椅背上缘前端，轻轻将椅子搬离地面并前行（图 4-44）。

（二）注意事项

1. 搬椅子前、放回椅子时应征询患者意见。
2. 搬放椅子动作要轻，避免发出声响。
3. 搬椅子行进过程中避免与其他物品碰撞发出声响或损坏其他物品。

（考点：护士搬放椅子礼仪）

## 九、护士引导礼仪

引导即引导他人行进。护士经常需要陪同、引导患者前行，应做到正确引导、姿态优美，展现护士良好的素质和个人修养。

（一）引导者位置

引导患者前行，若是与患者平行前进，护士应位于患者左侧；若是单行前进时，护士应位于患者左前方约 1m 处。一般不让患者先行或靠外侧行走。

（二）行进速度

引导患者前行时，速度应与患者同步，特别是老年患者和体质虚弱的患者。避免速度时快时慢，让患者产生不安全感或不被尊重感。

（三）引导者姿势

应根据场景不同，采取不同的姿势。引导患者前行时，身体稍微侧向患者，既是对患者的尊重又便于观察患者。如果与患者交谈时，头部和上身应转向患者。

1. 遇他人问路时，应先行点头礼，然后将手抬至一定高度，五指并拢，手掌自然伸直，掌心向上，手腕伸直，肘关节自然弯曲，朝一定方向伸出手臂，同时说“请往这边走”。

2. 遇上下楼时，应走专门指定的楼梯，尽量避免在楼梯上停止行走、休息或与他人交谈，以免引起楼道阻塞。

3. 乘坐电梯时，若是升降式电梯，护士应先到电梯门口以控制电梯开关。乘坐有人控制电梯出入顺序是患者先进先出，护士后进后出；乘坐无人控制电梯出入顺序是患者后进先出，护士先进后出。若是扶手式自动电梯，尽量靠右侧，上电梯时，护士在后，下电梯时，护士在前。

4. 引导进门时，应先敲门，待对方允许后，护士先进门向室内人员点头致意。然后站在门旁，待患者进入后介绍，介绍完毕，向后退两步后转身走出病房，出门后与室内人员道别，关门。

（考点：护士引导礼仪）

## 自测题

### 一、填空题

1. 行走时，手臂前摆的幅度约________，后摆的幅度约________。
2. 入座和离座时应遵循________进________出的原则。
3. 持病历夹放于身前时，应握住病历夹一侧的上________处，放于身侧时，应握住病历夹一侧的________处。
4. 靠墙训练站姿时，________、________、________、________、________应紧贴墙面。

### 二、选择题

$A_1/A_2$ 型题

1. 站姿中下列哪项不妥（　　）
   A. 头正颈直　　B. 两眼平视
   C. 下颌内收　　D. 两肩外展放松
   E. 挺胸腹
2. 坐姿中下列哪项不妥（　　）
   A. 头正颈直　　B. 两肩外展放松
   C. 把衣裙下端捋平　　D. 轻轻坐落椅面 1/3
   E. 两手自然放于腿上
3. 关于走姿，下列说法错误的是（　　）
   A. 头正颈直双脚尖向前
   B. 双手自然前后摆动，前摆约 30°，后摆约 30°
   C. 双眼平视前方
   D. 避免弯腰驼背
   E. 避免内八字或外八字
4. 端治疗盘下列哪项不妥（　　）
   A. 上臂贴近躯干
   B. 肘关节成 90° 弯曲
   C. 拇指可以抓住治疗盘内面
   D. 行走时保持治疗盘平稳
   E. 治疗盘内侧缘距身体约一拳
5. 在病房抢救患者时，护士应怎样行走（　　）
   A. 为加快速度，可以跑
   B. 增加步幅
   C. 平常速度行走
   D. 以小碎步快走，以走代跑
   E. 边跑边喊走廊上的其他人让路

### 三、简答题

1. 站姿的基本要求有哪些?
2. 通过本章学习，你的行为举止有哪些变化?
3. 推治疗车有哪些注意事项?
4. 行鞠躬礼有哪些注意事项?
5. 走姿有哪些禁忌?

（刘小蓉）

# 第5章 护士言谈礼仪

语言是人与人之间传递信息、交流思想的桥梁和纽带。语言既是一门科学，又是一门艺术。言谈礼仪是人们在进行语言交谈中应具备的礼仪规范。其目的是通过传递尊重、友善、平等的信息，给对方以美的感受，进而影响对方接受传递者观点、信念，使利益关系在相互理解、协调、适应的过程中得以实现，以完善个人和组织的形象。

护理工作中，护士首先就要通过与患者的言谈交流来获得有关病情的第一手资料。因此，言谈礼仪就成了护理工作者应当掌握的最基本的工作技巧。这种工作技巧掌握的程度将直接影响护理工作的水平和质量。同时，言谈的内容和方式也反映出护理人员的素质、水平和能力。总的来说，言谈是人的知识、阅历、才智、教养和应变能力的综合体现。

## 第1节 言谈的基本礼仪

**案例 5-1** 一日，张先生请客，到了约定的时间，还有一大半的客人没来。他心里很焦急，便说："怎么搞的，该来的客人还不来？"到场的四位客人听到了，有两位心想："该来的没来，那我们是不该来的喽！"于是悄悄地走了。张先生一看已经到的走掉了，越发着急了，说："怎么这些不该走的客人，反倒走了呢？"剩下的一位客人一听，心想："不该走的走了，那我是该走的了！"于是也走了。最后只剩下一个跟主人较接近的朋友，看了这尴尬的场面，就劝他说："你说话前应该先考虑一下，否则说错了，就不容易收回来了。"张先生大叫冤枉，急忙解释说："我并不是叫他们走哇！"朋友听了大为恼火，说："不是叫他们走，那就是叫我走了。"说完，头也不回地离开了。

**问题：** 1. 在这个故事中，张先生的问题出在哪里？

2. 张先生该怎么做才能避免这类问题的发生？

3. 结合实际，谈谈在现实生活中是否也存在类似的问题，应如何避免？

### 一、言谈礼仪的原则

（一）诚恳真切

在言谈过程中，诚恳的态度及真切的语言是人们良好印象的基础。诚恳的态度，需要言谈者拥有高尚的品德作为支撑，使对方感到可信赖。另外，真切的语言，应表现在言谈的内容上，就是我们常说的要讲"真话""实话"。没有人愿意在言谈中获得虚假信息，否则就会产生被愚弄的感觉，引起各种不良情绪。同时，要避免一些不礼貌的行为和举动。

（二）待人平等

在言谈交流中，"平等"指的是在精神上互相理解、互相尊重，把对方当成和自己一样的人来看待。人在言谈时，应该根据人的社会属性选择话题，但要遵循平等原则。因此，在谈话过程中，要以自然平等的态度、亲切的语言与人交谈，要理解和信任对方，建立和谐的人际关系。

和长辈、师长、上级说话，要分别注意以相宜的礼貌表示尊重，但要保持人格平等，做到不卑不亢；和晚辈、学生、下级说话，则要注意平易近人，不要居高临下、盛气凌人。

（三）礼让对方

“礼让”是中华民族的传统美德。谈话中以对方为中心，注意倾听对方谈话，态度要诚恳、自然、大方，语言要和气亲切，表达得体。谈话中如因未听明白或为了解情况而必须插话时，应先征得对方同意，可礼貌地询问对方：“对不起，请允许我打断一下”，“请让我插一句”，这样可以避免使对方感到被轻视或不耐烦之类的误解。

知识链接

**日常文明用语**

1. **见面语** 用于刚刚认识新朋友或者见到老朋友时，表达自己的热情，如“初次见面，请多关照”“很高兴认识您”“最近如何”等。

2. **请托语** 是在向朋友或者他人提出某种请求或者要求时使用的语言，如“拜托您”“请帮个忙”“麻烦您关照一下”“劳驾”等。

3. **致谢语** 是当别人帮助你时，表示感谢的话，如“谢谢您的用心”“感激不尽”“万分感谢”等。

4. **安慰语** 是指用宽慰、希望、鼓励及共情的语言去减轻对方的不安和焦虑。如“您别担心了”“先不要着急”。

5. **问候语** 是指问好、问安的语言，如“您现在怎么样”“早上好”等。

6. **祝福语** 是为他人送上祝福时使用的语言，如“祝您早日康复”“祝您健康长寿”等。

7. **迎送语** 是表达欢迎或者送别的语言，如“欢迎光临”“一路平安”等。

8. **致歉语** 用来表达自己的歉意或者遗憾时的用语，如“对不起”“让您久等了”等。

（四）目的明确

目的明确是言谈的首要原则。在目的明确的情况下，双方的沟通才有意义。一般来说，言谈的目的在于：一是传递信息或知识，二是引起注意或兴趣，三是争取了解或信任，四是激励或鼓励，五是说服或劝告。因此，在谈话过程中，我们要注意保持谈话的方向性。

（五）举止大方

举止大方是描述人的举动不俗气、不造作，形容人的行为动作不拘束、堂堂正正。在陌生人面前，表现得从容不迫、不卑不亢，尽量消除扭捏作态、躲闪慌张的姿态。面对自己熟悉的人，谈话时也不要过于随便。因此，与任何人的交谈都应该落落大方，彰显个人魅力。要勇于表达，增加锻炼机会和自我修正的意识，通过反复实践，逐步做到举止大方、端庄得体。

（六）表达顺畅

流利的口语表达，更容易表明自己的意见，节省对话双方的时间，将精力集中于需要解决的问题上。语言表达能力需要不断地练习。言谈中，应避开书面语言，使用口语交谈。同时，去掉诸如“那个”“反正”“然后”等过多的口头语及不自觉出现的一些发音，如“嗯”“呢”等，提高表达能力，增强学习意识，让表达内容更完整，让自己更自信。

（七）话随境迁

语言的表达需要依靠周围的环境氛围，“语境”一词也由此产生，主要是指语言活动赖以进行的时间、场合、地点等因素。话随境迁是指交谈的话题应结合时间、场合、地点来选择。在正式场合，选择的话题不应过于随意；在非正式场合，选择的话题可相对轻松愉悦。

## 二、言谈礼仪的技巧

### （一）善于赞美

美国前总统林肯曾说过："人人都需要赞美，你我都不例外。"生活中的每一个人，都有较强的自尊心与荣誉感。真诚的表扬与赞同，就是对他人价值的最好承认和重视。赞美是发自内心地表达对美好事物的肯定或者喜爱，恰如其分的赞美能够增加人与人之间交往的情谊，是一种常见的沟通方法。在表达自己赞美的时候，要融入自己的真情实意，由内而发的表达更能打动别人。例如，"您今天的气色真不错""您的成绩是有目共睹的""你真棒"等。

知识链接

**学 会 赞 美**

**日本推销之神原一平少年时代是人人厌恶的小太保，27 岁进入明治保险公司做一名见习推销员时，穷得连午饭都吃不起。但从 36 岁开始却连续 15 年保持全国保险推销业绩冠军，最终成为亿万富翁。原一平说："推销的秘诀在于研究人性，研究人性的关键在于了解人的需要。我发现对赞美的渴望是每个人最持久、最深层的需要。"**

### （二）先抑后扬

在遇到与自己观点不一致的情况时，应该本着学习的心态，听取对方的意见。需要表达自己的意见时，可以采用"先抑后扬"的方法，即双方谈话遇到分歧的时候，先不要断然否定对方的观点，而是要首先肯定对方观点的合理部分，然后再引出更合理的观点。任何人都可能有与自己不符的意见。因此，在言谈时，应该处处抱着轻松学习的心态。

### （三）选题恰当

言谈中的主题，也称话题，是指双方交谈的中心内容。谈话时题材的选择是否恰当是关系沟通成败的决定性因素。俗话说："与君一席话，胜读十年书"。恰当的谈话题材，能给人以启发和教育。而不恰当的谈话题材，会让人感到"话不投机半句多"，兴趣全无。谈话的主题在某些时候宜少不宜多，应少而集中，这样才能使交谈顺利进行。如果话题过多、过散，则会使交谈者无所适从。在交谈的过程中还要注意以下几点。

1．选择既定的话题　既定的话题，就是交谈双方已经约定好的，或者是其中一方事先准备好的话题。它适用于正式的交谈，如征求意见、寻求帮助、传递信息、讨论专题、研究工作之类的交谈。

2．选择擅长的话题　擅长的话题是指交谈双方，尤其是交谈对象有兴趣、有研究、有可谈之处的话题。这样才能使交谈的双方积极参与、热情配合，在谈话中产生共鸣。否则，会使对方感到无聊，使交谈无法正常进行。

3．选择轻松的话题　轻松的话题谈论起来令人感到轻松愉快、身心放松，不易使人产生紧张情绪，会使交谈的气氛更融洽，如电影电视、美容美发、天气情况、休闲旅游、名胜古迹、风土人情等，这类轻松的话题往往适用于非正式交谈。

4．选择高雅的话题　高雅的话题是指内容文明、格调高雅的话题。例如，文学、艺术、绘画、哲学、历史、地理、建筑等，属于高雅的话题。它适用于各种类型的交谈，但要求交谈者对所涉及的领域较为精通，千万不要不懂装懂，否则会对谈话起到相反的作用。

5．选择时尚的话题　时尚的话题是指以现阶段正在流行的事物或者人物作为谈论的话题，它适用于各种类型的交谈，要求谈论者把握住现阶段的流行趋势，在把握主题方面有一定的难度。

（四）掌握分寸

在语言交流过程中要掌握说话的分寸，在公共场所言谈举止应文明，说话声音不宜过大或过低，速度不宜过快。谈话中不能用手指着别人说话，或边说话边嚼口香糖，做手势时幅度不宜过大。要认真听人讲话，交谈时不东张西望、不随便插话，目光应注视对方。进入安静场合时脚步要轻，避免在公共场所咳嗽或发出很大的声音。避免谈论别人隐私，不可在背后议论他人，不要搬弄是非，更不要出言不逊，强词夺理，揭人短处。

（五）留有余地

说话需要留有余地，这是事物发展的两面性决定的。当你认为事物就是如此的时候，实际上，很有可能与你期望的结果背道而驰。不要把问题绝对化，使自己失去回旋、挽回的余地。因此，我们说话的时候注意自己的用词，尽量不用一些不留余地的词语，如“绝对不可能”“肯定不会”等。但是，说话也不能总是模棱两可，让人捉摸不透。

（六）其他言谈技巧

1．委婉法　是运用迂回曲折的含蓄语言表达自己本意的方法，这样会令人更容易接受别人的批评或意见。在交谈中，有时不宜直接陈述令对方不愉快、反感的事情，以免伤害别人的自尊心。说法应当含蓄、婉转，并留有余地，善解人意，这就是措辞委婉。例如，有一天朋友问：“我们明天一起出去玩好吗？”你可以这样回绝：“我们可以一起去图书馆。”如果患者在病房内吸烟，护士在劝阻时将“不能在病房内吸烟”可以委婉地说成“请到室外去，空气会更好些”。

2．幽默法　以诙谐、愉悦的方法来传播信息，是言谈礼仪的一种高级表现形式。幽默具有许多妙不可言的功能，能活跃气氛，也能缓冲紧张的气氛。在交往中要善于利用幽默的语言。适度的幽默，既能礼貌周到、不伤人自尊，又发人深省、富有情趣。

3．暗示法　就是通过语言、行为把自己的意向传递给他人，并引起反应的方法。在人际交往中，有时因某种原因不能把某一信息表达得太清晰直白，需要对方从话中揣摩、体会里面所包含的真正含义。

## 第2节　护士言谈礼仪

**案例 5-2**　一位高龄患者因脑卒中昏迷收治入院。几位家属神色慌张地将其抬到护士站。当班护士很不高兴地说：“抬到病房去呀，放这儿我们怎么抢救。”护士虽然不高兴，但还是带领家属将患者抬到了病房，并对患者家属说：“这里不许抽烟，陪床人员不能睡病房里的空床。”此时，一位家属突然喊道：“你是不是想把我们都折磨死。”如此护患双方发生冲突。

**问题：** 1．产生冲突的原因是什么？

2．案例中护士的语言有什么过失之处？

3．假设自己遇到类似的情况应怎样处理？

古希腊著名医生希波克拉底曾说过：“医生可以利用两种东西治疗疾病，一是药物，二是语言。”作为医疗服务的一个环节，护理工作在治疗过程中起着重要的作用。如果护士能针对患者的不同心理特点，通过交谈给患者以启发、开导、劝说、鼓励，用科学的解说解除患者的精神负担和顾虑，便是发挥了语言的“治疗”作用，能达到医药不能及的效果。反之，若语言应用不当，则可能成为导致疾病发作或加重的因素。因此，护理人员应重视对语言的学习，提高言谈交流的艺术修养，自觉地运用文明礼貌的言谈去愉悦患者的身心，才能利于病情的康复，保证护理质量的不断提高。

## 一、护士言谈礼仪的原则

### （一）礼貌性原则

讲究礼貌是护士同患者谈话最基本的态度，这不仅是自身文化修养的表现，也是尊重患者的表现。对患者说话时，首先要用体贴关怀的语言调节患者的情绪，多使用文明用语，“请”字当先，“谢”不离口，常说“对不起”。其次，要有称呼、有礼貌、有区别、有分寸，对患者可以用如“老王”“老张”“王师傅”“张同志”，也可称其职务，比如“王处长”“张老师”，不能叫“×× 床”或直呼其名。最后，要有恭谦的态度、文雅的举止和亲切的问候。若没有良好的态度，对患者冷淡、怠慢、鄙薄、轻视，不但不能进行交流，而且也会使交谈失败，患者对你也不会信任。

1. 接待、交谈时常用语　①欢迎您；②请您等一下；③让您久等了，对不起；④实在抱歉；⑤没关系，谢谢您；⑥请您让一下；⑦请问您哪里不舒服；⑧请进，请问有什么事；⑨请问，有什么需要帮忙的吗；⑩请不要急，慢慢说，有事我们好商量，我们会尽力帮您解决的。

2. 常用称呼用语　①对象称呼，如先生、女士、小姐、同志、师傅、老大爷、老大妈、大妈、老伯、阿姨、小朋友等；②职务、职业称呼，如经理、主任、老师等。

3. 常用问候用语　①您好；②早上好；③下午好；④晚安；⑤节日快乐；⑥请多保重；⑦祝您早日康复。

4. 常用询问患者用语　①您好，请坐，您哪里不舒服；②您以前是否有过 ×× 病史；③您以前对 ×× 药物有过敏史吗；④您以前在其他医院做过什么检查；⑤检查结果让我看看好吗；⑥您的病需要住院治疗，您的意见如何；⑦您在治疗上还有什么要求，请您或家属与我们联系。

### （二）规范性原则

语言是沟通护患之间情感的桥梁，护士应将对患者的关怀、爱心、同情心及真诚相助的情感融化在语言中，即说话和气、亲切。护士一进入工作状态，就应激发自己的情感，使之处于愉快而冷静的心境中，这样才能产生同情患者、信任患者、尊重患者的情感，切不可把个人生活中的不愉快心境带到工作中来，向患者迁怒或发泄。另外，护士说话的声音要轻、语言要温和、语速要慢，可以适当配合一些手势和表情，如亲切温和的微笑、关注同情的目光等，让患者更容易接受。具体来讲，护士的语言应具有保护性、解释性和安慰性。

1. 保护性语言　能使患者避免不良刺激的语言为保护性语言。它是实行保护性医疗的一个重要组成部分。这是由护理工作的基本职责所决定的，对患者的隐私要保密。

2. 解释性语言　在临床实践中，进行护理技术操作，如发药、注射、灌肠、导尿、输液时，应清楚而委婉地给患者进行必要的解释和有效的讲解，对于护理操作的顺利进行是十分重要的。

“这是胃动力药，可以增加胃的蠕动功能，减轻胃胀，需要在用餐前 30 分钟服用。”

“医生给您开了两种药，还有一种药是专门治疗高血压的，每 8 小时服用一次，到时间我会给您送来的。一定记着服药半小时后进餐，饭菜要清淡，这样容易消化，那您好好休息吧。”

3．安慰性语言　能使患者的不安或消极的情绪稳定下来，针对患者及其家属的恐惧、忧虑、悲观、急躁等心理进行安慰，是护士语言在心理活动中独特作用的体现。

安慰性语言需要根据具体情况加以选择和运用。例如：

“您再坚持一下，马上就好了！请放松！”

“我理解您现在的心情，一切都会过去的。”

“人生在世，谁也免不了生病，请不要自责，生病并不是您的错呀！”

“现在医学这么发达，您这种病，只要积极配合治疗，是可以治好的，您别太着急。”

4．指令性语言　指令性语言常用于告知患者必须严格遵守并执行的规定或常规。需要注意的是，每次告知的内容不要太多，尽量简明扼要，通俗易懂。重点内容要反复讲述或解释，让患者理解并记牢。

如护士给患者输氧，接上鼻塞固定好后，应向患者交代：“氧流量根据您的病情已经调节好了，是 2L/min，请您不要随意调节，如果有事请您按呼叫器。”

护士给患者做过青霉素过敏试验，应叮嘱患者：“请不要揉压注射的部位，20 分钟后我会和另一名护士一同查看您的皮试结果，请您不要离开病房，我也会随时来病房巡视的。”

（三）保密性原则

在护理工作中，护士应十分重视、尊重和保护患者的权利。护士必须尊重患者的隐私权，对患者的隐私及所有个人资料加以保密。护士在同患者交谈时必须注意语言的保密性，不该自己去告知患者的事情，切不可好心转告。一般情况下，护士要求实事求是地向患者告知与病情和治疗有关的信息，但有些情况患者知道后可能带来心理上的压力，尤其对癌症的确诊、重大治疗措施的决定等，护士应选择时机，委婉、含蓄地加以说明。

（考点：护士言谈礼仪的原则）

## 二、护士言谈礼仪的技巧

护士的言谈在护患沟通过程中起着主导作用，言谈看似简单，却需要技巧。护士要善于观察，学会言谈的技巧和方法，把握交谈的主动权，用亲和、简洁的话语营造轻松愉快的工作氛围。

（一）倾听

倾听是指护士对于患者所发出的各种信息进行整体性接收、感知和理解的过程，属于有效沟通的必要部分。护士在倾听过程中，要注意听懂患者的意思，领会患者内心的不安，与患者的情感渐渐相融，使患者的情感宣泄找到出口，内心得到抒发。具体的倾听技巧如下所述。

1．全神贯注　交谈过程中，护士应聚精会神，表情亲切自然，目光与患者保持适当的接触。用 30%～60% 的时间注视患者的面部，并面带微笑。如果是异性患者，每次目光对视时间应不超过 10 秒。

2．姿势投入　护士应面向患者，保持合适的距离和姿势，身体稍微向患者方向倾斜。

3．适时给予反馈和回应　倾听时应适时点头或应答，如“嗯”“哦”“是的”“您说得有道理”等，以表示自己正在认真听及有所思考。

4．判断慎重　在倾听时，护士不要急于作出判断，应当让患者充分表述，以便全面完整地了解患者的本意和真实感情。

5. 不随意打断患者的诉说　让患者把话说完，不要随意打断患者，如“你别说这些了，谈点别的吧”；或在患者叙述中不适当地插话，这有可能导致患者失去继续讲述的愿望。

6. 注意患者的非语言行为　非语言行为往往是真情的流露。护士要善于全面观察患者的面部表情、手势、神态等非语言行为，甚至明白患者的肢体语言，并结合患者的语言而听出弦外之音，以了解其真实意图和想法。

**知识链接**

**学 会 倾 听**

一个好的谈话者就是一个好的倾听者。古语道：“愚者善说，智者善听”。根据美国俄亥俄州立大学一些学者的研究，成人在一天时间里，有 7% 用于交流思想。在这 7% 的时间里，有 30% 用于讲，高达 45% 的时间用于听。

（二）核实

核实是指在交谈过程中，为了验证自己对内容的理解是否准确，而采用的沟通策略，是一种反馈机制。护士可通过重述和澄清两种方式进行核实。

1. 重述　包括患者重述和护士重述两种情况，即：一方面，护士将患者的话重复一遍，待患者确认后再继续交谈；另一方面，护士可以请求患者将说过的话重述一遍，待护士确认自己没有听错后再继续交谈。

2. 澄清　护士根据自己的理解，将患者一些模棱两可、含糊不清或不完整的陈述描述清楚，与患者进行核实，从而确保信息的准确性。

（三）提问

提问是收集信息和核对信息的重要方式，也是确保交谈围绕主题持续进行的基本方法。提问的方式有开放式提问和封闭式提问两种。

1. 开放式提问　即所问的问题范围较广，不限制患者的回答，可引导其开阔思路，鼓励其说出自己的意见、想法和感受。例如，“有什么事需要我们帮助吗？”“您对明天的手术有什么想法？”“您能说说您的病情吗？”等。运用开放性问题提问，患者有较多的自主权可以选择回答的内容及方式。护士对提出的每一个问题都应慎重考虑和选择，态度要诚恳，必要时说明提问的原因和目的，取得患者的理解与合作。开放式提问的优点是没有暗示性，允许患者主动而不受限制地进行回答，有利于患者敞开心扉、宣泄和表达被压抑的感情，说出更真实的情况，使护士获得较多的患者信息，更全面深入地了解患者的思想、情感和行为。缺点是需要较长的交谈时间。

2. 封闭式提问　指将患者的回答限制在特定范围内的一种提问方式，患者回答问题时，选择范围很小，可以用简单的“是”“不是”“有”“没有”等回答。例如：“您能下床活动一下吗？”“您抽烟吗？”“今年多大了？”等。封闭式提问所涉及的问题类似于考试中的是非题或单项选择题，优点是患者能直接坦率地作出回答，护士能迅速获得所需要的信息，效率较高、节省时间。缺点是这种提问方式使患者处于被动地位，缺乏自主性，回答问题比较机械死板，患者得不到解释自己想法和情感的机会，护士难以得到提问范围以外的信息。在交谈过程中如果过多地使用封闭式提问，将不利于交谈的深入和建立良好的护患关系。

提问的技巧在于根据不同情况、用不同的方式询问患者，不能死板地根据问卷需要或者登记文件的需要照字宣读，要灵活运用，因人而异，以便达到真正了解患者的目的。

### （四）阐释

阐释是阐述并解释的意思。患者来到医院这个陌生的环境。常常有许多问题和疑虑，如诊断和治疗的反应、病情的严重程度、疾病的预后、各种注意事项等，这就需要护士运用阐释技巧为患者做宣传、解释并提供相关知识。阐释有利于患者认识问题、了解信息，消除患者的陌生感、恐惧感，从而采取有利于健康的生活方式。

1．阐释常用于以下情况　①解答患者的各种疑问，消除不必要的顾虑和误解。②进行护理操作时，向患者阐述并解释该项护理操作的目的及注意事项。③根据患者的陈述，提出一些看法和解释，以帮助其更好地面对或处理自己所遇到的问题。④针对患者存在的问题提出建议和指导。护士的这些提议和解释，对患者来说是可以选择的，既可以接受，也可以拒绝。

2．阐释的注意事项　①尽可能全面地了解患者的基本情况。②将需要解释的内容以通俗易懂的语言向患者阐释，使患者容易理解和接受。③使用委婉的语气向患者阐释自己的观点和看法，使患者可以选择接受、部分接受或拒绝。

### （五）移情

移情即感情进入的过程，是从他人的角度感受、理解他人的感情，是分享他人的感情而不是表达自我感情。移情不同于同情，同情是对他人的关心、担忧和怜悯，是面对他人困境时自我情感的表现。在护患沟通中，如果护士不能很好地理解患者、体验患者的真实情感，就不能真正体现“以患者为中心”的工作目标和要求。

### （六）沉默

在沟通中恰当地运用沉默，是一种很有效的沟通技巧。正所谓“沉默是金”，沉默可以给患者提供一定的思考、回忆的空间和时间，也可以给护士观察患者非语言行为的机会。特别是在患者焦虑、悲伤或哭泣时，适当地运用沉默，可以表达自己对患者的同情和支持，能收到意想不到的效果。在适当的时候沉默，还可以免去不必要的麻烦，化解许多有可能成为冲突的事件。比如说，患者需要安慰的时候，你可以静静地在患者身边，做一个安静的听众；与患者有意见冲突的时候，可以稍作沉默，让双方都有自己思考和冷静的时间，可以化解很多不必要的纠纷。

### （七）态势语言

态势语言是以人的表情、姿态和动作等来表示一定语义、进行信息传递的一种伴随性无声语言，又称体态语言或人体语言。它是一种无声的语言，在交流中起着补充和强化的作用。美国心理学家艾伯特·梅拉比安曾用一个公式来表达态势语言在交流中的重要作用，即信息的总效果＝7% 的有声语言＋38% 的语音＋55% 的面部表情。恰当的态势语言能使患者对护士产生信任，从而形成良好的护患关系，对患者的心理也能起到良好的调节作用，以达到治疗疾病的效果。

1．面部表情　面部表情是指人们在社交中，由外部环境和内心机制的双重作用而引起的脸、口、眉、鼻子的变化，从而实现表情达意、感染他人的一种信息手段。有人说，“脸是心灵的镜子”，当人的面部肌肉上挑即表示情绪激奋、喜悦，面部肌肉不动、下拉即表示情绪呆板、沉郁或愤怒。在护理工作中，表情的流露应和蔼可亲、乐观向上，具有较强的感染力。一张热情友好的面孔会缩短护士与患者间的距离，能给患者营造一种亲密无间的气氛，会使患者树立战胜疾病的信心。进行治疗、护理时，护士应严肃，神情专注，以表明自己对工作是认真负责的。面部表情是仅次于语言的一种交际手段，而在千变万化的表情中，目光和微笑的运用是至关重要的。

2．眼神 人们常说：“眼睛是心灵的窗户。”人们内心深处的东西都可以通过这个窗户折射出来，因而它最能倾诉情感、沟通心灵。眼神的千变万化，表达着人们丰富多彩的内心世界。护士在护理工作中必须注意巧妙地运用眼神的表达来增强说话的感染力，增进与患者之间的感情交流。

3．手势 手势又称手姿，是指人的两只手及手臂所做的动作。在护理工作中，护士经常用手势来配合语言进行有效的沟通。同时在护理工作中，护士也会使用手进行各种护理操作，如用手持物、端治疗盘、推治疗车等。因此，护士应把握并运用好正确的手势，更好地体现出护理工作的艺术美。例如，双手指尖相合、形成塔尖形，表示充满自信；竖起大拇指表示赞许、表扬、鼓励。

（考点：护士言谈礼仪的技巧）

## 三、护士言谈礼仪的禁忌

（一）涉及隐私的话题

护士在与患者沟通的过程中，应站在专业的角度对患者进行提问。凡是涉及与病情无关的患者隐私，应该避免。比如患者不愿提起的逝去的家人，患者不愿提起的就业状况等。

（二）命令的语气

护士不应使用命令、质问的口吻。命令式的语气容易与患者之间产生距离，使患者产生抵触情绪。患者甚至会对护士的行为反感，不配合护士工作。

（三）不文明的语言

粗话、脏话、伤人的语言等都是言谈交流中的禁忌用语。另外，在谈话中故意挖苦、讽刺对方，不仅是不礼貌的行为，而且是一种缺乏教养的表现。有时会造成护患关系的紧张，伤害患者的自尊，甚至会引起患者的愤怒，导致医患冲突。

（四）喋喋不休的角色

护士也应注意避免在患者面前喋喋不休，将重要的内容一遍又一遍地在患者面前讲述。用一种长辈的姿态反复交代患者，这会让患者产生厌烦抵触的情绪。

（五）气话或者一言不发

护士因工作繁忙而产生个人情绪的时候，会对患者的问题十分厌烦，也有可能发生冲突。有时说气话，会让患者难过甚至愤怒。也有时因为不想说话，而对患者一言不发，这样容易导致患者不知所措。

（考点：护士言谈礼仪的禁忌）

## 四、护理职业用语

**知识链接**

在肿瘤病房工作5年多的张护士对自己由于“话”没有说好而引起的医患纠纷至今记忆犹新。一位患晚期肝脏肿瘤的患者，化疗一个疗程后准备出院了。张护士和患者家属一直相处得不错，可临别时一句“出院后要好好休息，欢迎你们再来”激怒了患者。“再来”对一个患肝脏肿瘤的患者来说意味着什么？患者最后为这一句话还闹到了院长那里。

护士在繁忙的工作中，有时容易疏忽礼貌用语，从而引起护患之间的矛盾纠纷。因此要加强职业用语方面的学习，减少因语言引起的矛盾纠纷。护士常用的日常规范用语如下：

1. “您好，请坐，请问您哪里不舒服？”

2. “对不起，请其他患者和家属在外等候，老年患者可留一位家属陪同，谢谢合作。”

3. “请您不要着急，医生马上就来。”

4. “您好！请问您哪里不舒服？我现在给您测血压。请您稍等片刻，我马上叫医生过来。”

5. “我为您做检查，请您解开衣服，不要紧张，有什么不舒服请告诉我。”

6. “请坐，我马上给您治疗。”

7. “请您别紧张，这药注射会有点痛，我会推注得慢一点。”

8. “注射后如有不适，请告诉我。”

9. “请不要担心，您会很快好起来的。”

10. “请您在此取号，然后坐下稍稍等待一会儿，当通知您时请去相应窗口抽血。”

11. “您现在可以吃一些食物，2 小时后再来检查餐后血糖。”

12. “您好！根据您的病情，现在需要住院治疗，我们已经为您联系了住院的床位，现在我带你去办入院手续，然后送您到病区。”

13. “您好！您的病情需要在观察室观察一段时间，等病情稳定后才可以离开，现在我带您到病床。”

14. “您好！我是您的主管护士 ×××，我来给您介绍一下我们病区的情况。”

15. “您好！请随我来，这是安排给您的床位。”

16. “您好！这儿有呼叫器，我们会经常来巡视病房。如果有事，请您按呼叫器通知我们。”

17. “您的病情已经稳定，您可以出院了，请到住院处办理出院手续，办完后告诉我们。”

18. “您好！祝贺您康复出院，回家后请按时服药，注意饮食调理，多休息，慢走。”

（考点：护理职业用语）

## 自测题

**一、名词解释**

1. 倾听
2. 核实
3. 态势语言

**二、填空题**

1. 常用的核实的方法有__________、__________。
2. 态势语言中最主要的是面部表情、__________和__________。

**三、选择题**

$A_1/A_2$ 型题

1. 言谈交流中的禁忌话题不包括（　　）
   A. 涉及个人隐私的话题
   B. 非议旁人的话题
   C. 令人反感的话题
   D. 既定的话题
   E. 过时的话题
2. 属于开放式提问的是（　　）
   A. “您今天感觉怎么样？”
   B. “服药后，您还觉得头痛吗？”
   C. “您昨天的检查结果是阴性，您知道了吗？”
   D. “您今天吃药了吗？”
   E. “您是第一次住院吗？”
3. 双方在交谈时，若能表现出（　　）就是对对方最大的尊重。
   A. 双向共感　　B. 神态专注
   C. 礼让对方　　D. 措辞委婉
   E. 沉默无语
4. 与患者讨论与健康相关的隐私信息时，采取下面哪种措施比较妥当（　　）
   A. 小声讨论

B．在安静、隐蔽的地点进行交流
C．在安静的地点进行交流
D．在安静的地点小声交流
E．任意场合均可

5．古语云“愚者善说，智者善听”这其实是指言谈技巧中的哪一种（　　）
A．双向共感　　B．措辞委婉
C．善于倾听　　D．运用核实
E．善于赞美

6．患者，男性，45 岁。因心搏骤停正在抢救，家属在一旁哭闹，护士应该对家属说（　　）
A．“赶紧出去，不要耽误抢救。”
B．“你小声一点儿，不要影响我们的抢救。”
C．“请您先离开抢救现场，在外面等候，谢谢。”
D．“相信我们，会抢救过来的。”
E．“已经这样了，哭是没有用的。”

7．患者，女性，65 岁。慢性肾功能不全尿毒症患者，需行维持性血液透析治疗。常抱怨护士照顾欠周到。今天早上对护士说：“你们治来治去，怎么也治不好，我不治了！”下列护士的答复中，最恰当的是（　　）
A．“您的心情我理解，我们也在努力，需要您的配合。”
B．“要是不治疗，您的病情比现在严重多了！”
C．“尿毒症是终末期疾病，治愈是不可能的。”
D．“您觉得治疗效果不理想，可以找别的治疗途径。”
E．“您这样扰乱了病房的秩序，影响了我们的工作。”

8．患者，女性，28 岁。因腹泻急诊入院进行静脉输液，护士不宜采用的用语是（　　）
A．“您今天呕吐、腹泻多次，过会儿给您输液。”
B．“您快点儿去卫生间，回来就要输液了！”
C．“现在给您输液，请问您叫什么名字？”
D．“等会儿扎针时，有什么不舒服您可以告诉我。”
E．“输液的滴速已经调节好了，请您不要自行调节。”

9．某患者因“腹痛 6 小时”被家属送来急诊。患者意识模糊、面色苍白、脉搏细弱，诊断为急性胰腺炎伴休克入重症监护室。家属急切地向重症监护室护士询问：“他怎么样了？”“能活过来吗？”护士最恰当的回答是（　　）
A．“我们现在正忙着抢救别的患者，完事以后医生会跟您交代情况。”
B．“您必须签知情同意书，办完入院手续我们才能开始治疗。”
C．“医生正在积极治疗您的家人，请配合我们，谢谢。”
D．“我们处理过很多这样的患者，病情不算重，放心。”
E．“你们家属送来这么晚，我们没法保证结果。”

10．患者，男性，19 岁。尿道损伤后出现排尿困难。护士遵医嘱为其留置导尿。患者表情紧张：“会不会很疼呀？”下列回答较妥当的是（　　）
A．“放心，一点儿也不疼。”
B．“当然会疼，谁让你受伤了呢。”
C．“不太清楚。”
D．“为了治病，疼也得忍着。”
E．“会有一些疼痛，我会尽量帮你减轻痛苦的。”

## 四、简答题

1．言谈礼仪的技巧是什么？
2．倾听的技巧是什么？

（梁兰兰）

# 第6章 护士交往礼仪

## 第1节 基本交往礼仪

**案例 6-1** 英国女王维多利亚一次单独出去参加一个社交活动，深夜才回到寝宫。她敲门，只听见丈夫在房内问："谁？""我是女王"，女王回答。可是，门却没开。女王再敲门。丈夫问："谁呀？""维多利亚。"女王回答道。门仍然没有开。女王在门口犹豫一会，又一次敲门。女王丈夫问："谁呀？"这一次，女王回答："你的妻子。"门终于开了，丈夫热情地将妻子迎了进去。

**问题：** 1. 维多利亚女王的三次回答各不相同，有什么区别？

2. 人际交往中应该遵循的礼仪有哪些？

交往礼仪，是指人们在日常和社会交往活动中共同遵守的行为规范和准则。在人际交往中，礼仪既是人们的行为规范，又是人际关系的润滑剂。礼仪不仅可以体现个人的风度和魅力，也凸显了个人的气质与文化修养，是建立融洽人际关系的必要前提和重要条件，是个人融入社会的必修课。

护士在工作中注重交往礼仪，有助于与患者和各医护人员之间建立良好的人际关系，有助于护士顺利开展各项健康服务。常用的基本交往礼仪有称谓礼仪、介绍礼仪、电话礼仪、出行礼仪等。

### 一、称谓礼仪

称谓是人们在日常交往中，所采用的彼此之间的称呼语。在人际交往中，选择正确、恰当的称呼，反映着自身的教养、对对方尊敬，甚至还体现着双方关系发展所达到的程度和社会风尚。正确地掌握和运用称谓，是人际交往中不可缺少的礼仪因素。

选择称呼要合乎常规，要照顾被称呼者的个人习惯，入乡随俗。生活中的称呼应当亲切、自然、准确、合理。在工作岗位上，人们彼此之间的称呼是有特殊性的，要求庄重、正式、规范、得体。

#### （一）称谓的方式

社交场合使用的常规性称谓有以下四种。

1. 姓名称谓　姓名，即一个人的姓氏和名字。姓名称谓是使用比较普遍的一种称呼形式。用法大致有以下几种情况。

（1）全姓名称谓，即直呼其姓和名。例如："李大伟""刘建华"等。全姓名称谓有一种庄严感、严肃感，一般用于学校、部队或其他等庄重场合。一般地说，在人们的日常交往中，指名道姓地称呼对方是不礼貌的，甚至是粗鲁的。

（2）名字称谓，即省去姓氏，只呼其名字，如“大伟”“建华”等，这样称呼显得既礼貌又亲切，运用场合比较广泛。

（3）姓氏加修饰称谓，即在姓氏之前加一修饰字，如“老李”“小刘”“大陈”等，这种称呼亲切、真挚。一般用于在一起工作、劳动和生活中相互比较熟悉的人之间。

2. 泛尊称　这是最简单、最普遍、面对陌生人最常用的称呼方式。例如，称呼男士为先生，称呼未婚的女孩为小姐，已婚的女士为夫人、太太。在国内无论年龄、职业、男女，通称为同志。

3. 职业称谓　与职业特征比较明显的人士交往时使用的称谓，如张医生、护士小姐、警察同志等。

4. 职务称谓　根据交往对象的职务来相称，如张经理、李主任、林护士长。

5. 职称称谓　对于有专业技术职称的人，可用职称相称，如张教授、李工程师、王会计师。

（二）称谓的注意事项

1. 称谓要看对象　要根据交往双方的关系深度、远近程度有选择性地称呼。例如，护士李晓玲，关系密切的人可以直接称呼“晓玲”或者昵称“玲玲”，在正式的工作场合则应称呼职务或职称，如“李护士长”。

2. 称谓要尊重常规　在称呼时要注意民族和区域的界限，根据民族、文化、传统和风俗习惯来选择称呼。例如，在中国，孩子对父母不能直呼其名；而在欧美国家，孩子直接叫父母名字就很正常。有些称呼，具有一定的地域性，如山东人喜欢称呼“伙计”，但南方人听来“伙计”肯定是“打工仔”的意思。中国人把配偶经常称为“爱人”，在外国人的意识里，“爱人”是“第三者”的意思。所以称呼一定要考虑入乡随俗。

3. 称谓要分场合　注意像一些昵称、小名或者绰号的称呼仅适用于非正式场合，或者熟人之间，不可在正式或社交场合称呼对方的小名、绰号。例如，“兄弟”“哥们儿”“狗哥”等一类的称呼，虽然听起来亲切，但显得档次不高。

4. 不轻易使用代词称谓　注意不要以“喂”“哎”“3床患者”“那个肚子疼的”“老头”等这样的方式去称呼对方，这样显得很不礼貌，也缺乏尊重。

5. 称谓有先后顺序　当与多人同时打招呼时，称呼要注意有序性，应遵循先长后幼、先上后下、先近后远、先女后男、先疏后亲的原则。

6. 称谓要遵循“就高不就低”的原则　例如，被称呼者李怡，其职业是老师，技术职称是教授，我们一般称呼其为“李教授”以示尊重。

（三）对患者的称谓

患者入院以后角色变了，不管其原有的身份地位怎样，到了医院都是患者。患者的心理各不相同，但有一点是共同的，那就是都希望得到医务人员的尊重。恰当的称谓就是医务人员对患者表示尊重和友好的体现。对患者的称谓除了可以按照社交场合的称谓规范外，还可以按照以下规则。

1. 按年龄称呼　对老年患者可称为某某大爷、某某大娘，对中年患者可称为某某先生、某某女士，对青年患者可称为某某小姐、某某先生，对少年患者可称为某某同学、某某小朋友。

2. 按职务职称　无论是在岗或离岗的，可按患者原有或现有的职务称为某某首长、某某部长、某某局长、某某所长、某某主任等，也可按患者的职称称为某某高工、某某教授、某某总编等。

## 二、介绍礼仪

介绍，就是说明情况，让交往对象彼此了解。它是人与人之间进行沟通的始发点，是与他人进行沟通、增进了解，建立联系的一种最基本、最常规的方式。

### （一）介绍礼仪的要求

1. 介绍顺序　介绍中要遵循“尊者优先”这一国际规则，将男士介绍给女士，将年轻者介绍给年老者，将身份低者介绍给身份高者，先向主人介绍客人。

2. 介绍的内容　介绍的内容应根据社交的场合、场景及参加的人员而定。在较正式的公务介绍时，要将双方的姓名、职务、单位等作较详细地介绍，以便双方选择合适的称谓。例如，“各位同仁们好，这位是同济医院儿科护士长李怡。”

3. 介绍的手势　介绍时，可采用一定的手势。例如，为别人介绍时应该把手掌伸直，掌心向上，拇指与四指分开，四指并拢，指向被介绍者一方。介绍自己时，可将右手放在左胸上，不可用手指指着自己。

4. 被介绍者　作为被介绍者应表现出结识的热情，恰当地向对方致意，除年长者、身份高者可就座微笑或略欠身致意外，其他人一般均应起立、微笑，点头致意。同时表情大方地向对方问候“认识你很高兴”“王主任，很荣幸能认识您”等。在宴会桌、会议桌前也可不起立，被介绍者只需略欠身微笑、点头有所表示即可。

### （二）介绍的方式

1. 自我介绍　是双方互不认识，没有中间人的情况下，将自己介绍给他人，以使对方认识和了解自己的一种介绍方式。

（1）自我介绍的要求：介绍力求简洁，一般以半分钟为宜，长者不应超过3分钟；另外还应该注意自我介绍要及时准确，介绍的内容应真实，吐字清晰，介绍时应面带微笑，充满自信。切忌自吹自擂，态度不诚恳。

（2）自我介绍的方式

应酬式：适用于一般性的社交场合，是最简洁的自我介绍方式，只介绍姓名即可，不涉及其他的个人情况。例如，“你好，我叫李怡”。

公务式：适用于公务往来。介绍的内容包括姓名、单位或部门职务、从事的具体工作三项，又称作工作式的自我介绍“三要素”。例如，“您好，我叫李怡，是第一人民医院儿科护士”。

交流式：需要进一步沟通时，采用此种方式。介绍的内容包括姓名、工作单位、籍贯、学历、兴趣、与交流对象的关系等。例如，“你好，我叫李怡，在第一人民医院工作，我是王芳的同学。”

礼仪式：介绍的内容除了姓名、单位、职务外，还应根据具体情况增加介绍内容，意在表示对交往对象的友好和敬意。例如，“各位来宾，大家好！我是李怡，是第一人民医院的护理部主任，我代表本院全体医护人员热烈欢迎各位领导专家莅临指导，谢谢大家的支持。”适用于讲座、报告、演出、庆典仪式等正式而隆重的场合。

问答式：针对对方提出的问题，做出自己的回答，适用于应聘、应试和公务交往场合。

2. 他人介绍　又称第三者介绍，它是经第三者为彼此不相识的双方引见、介绍的一种介绍方式。

（1）他人介绍的要求

当介绍女士给男士时，应先征得女士的同意。

在人数较多的场合中，要介绍大家相互认识，可按顺序由左至右或由右至左依次介绍，若身份较高者或年长者在场，应先将大家依次介绍给身份较高者或年长者，以表示对他们的尊重。

非正式聚会时，以礼貌、轻松、自然和愉快为宗旨，不必讲究顺序。

（2）他人介绍的方式

标准式：适用于正式场合，介绍内容以双方的姓名、单位、职务为主。例如，“请允许我来为两位介绍一下，这位是……，这位是……”

简单式：适用于一般的社交场合，仅介绍双方姓名或职位。例如，“我来为大家介绍一下：这位是谢院长，这位是徐护士长。”

引见式：适用于普通的社交场合，介绍者只需将被介绍者引导到一起，不需要表达具体实质性的内容。例如，“好，两位认识一下吧。大家其实都是同行，下面请你们自己说吧。”

强调式：适用于较正式的场合，介绍者有所准备，有意要将甲推荐给乙，内容上通常会将甲的优点加以重点介绍。例如，“大家好！这位是 ×× 医院的院长杨 ××，也是我恩师，请各位多多关照”。

3．名片介绍　名片是一种经过设计，能表示自己身份，便于交往和执行任务的卡片，是个人身份的介绍信，是当代社会人际交往中一种实用的介绍性媒介。

（1）名片的规格

大小：一般 10cm×6cm；我国 9cm×5.5cm。

制作材料：选择较好的纸张，如布纹纸、白卡纸、合成纸、皮纹纸及黄金、不锈钢、光导纤维等。

颜色：不宜过于张扬，一般以庄重朴素的颜色为主，如白、米、淡蓝、淡黄、淡灰等。

（2）名片的分类和内容

社交名片：姓名、地址、邮政编码、电话号码等。

职业名片：姓名、地址、邮政编码、电话号码、单位、职称、社会兼职等。

商务名片：除上述内容外，还应当强调正面内容和职业名片相同，背面通常有单位所经营的项目等。

（3）名片的交换

递送名片：准备专用的名片夹，要将自己的名片和别人的分开放，以免弄混。递送名片时，应该彬彬有礼，起身站立，走向对方，面带微笑，用双手或右手拿着名片的正面面对对方，以略低于对方胸的高度呈递给对方。可以说“这是我的名片，请多多关照”“今后保持联系”等。一般是地位低的人先向地位高的人递送名片，男性先向女性递名片。当对方不止一人时，应先将名片递给职务较高或年龄较大者，如分不清职务高低和年龄大小时，则可以先和自己对面左侧方的人交换名片。

接受名片：当别人递送名片或者有与自己交换名片的意愿时，自己应该停止手中的事情，起身站立，迎上前去，目视对方。接受名片时，应当用双手或者用右手接过，切忌用左手接名片。接过名片后，应该礼貌地说：“很高兴认识您，以后请多多指教。”然后从头默念一遍，有不明白的地方要当场请教，以示重视并将名片郑重地收藏好，可放入名片夹中或上衣口袋。

索求名片：如果想得到对方的名片，应先主动递上自己的名片，说："您好，我们认识一下好吗？""请问今后如何向您请教？"以暗示对方交换名片。当他人向自己索求名片时，如不想给对方，也应委婉拒绝，可以说："不好意思，我忘记带名片了"或"真抱歉，我的名片用完了"。

## 三、电话礼仪

电话是现代社会人们广泛使用的沟通工具，电话形象是人们在使用电话时的种种外在表现，是个人形象的重要组成部分。人们常说"如听其声，如见其人"，使用电话时的语言、内容、态度、表情、举止等多种因素构成通话时的表现，是一个人内在修养的反映。所以在打电话时，必须把握住通话的时间、内容和分寸，使得通话时间适宜、内容精练、表现有礼。

### （一）电话礼仪的总体要求

1．时间适宜

（1）拨打电话，首先要考虑在什么时间最合适，如果莽撞地在受话人不便的时间通话，就会造成尴尬的局面，非常不利于双方关系的发展。国际电话还要留意时差，打电话前要搞清地区时差及各国工作时间的差异，尽量不要在休息日打电话谈公事。

（2）把握好通话时间长度，既能使通话更富有成效，显示通话人的干练，同时也显示了对通话对象的尊重。反之，如果把握不好通话时间，谈话过于冗长，也会引起对方的负面情绪。

2．内容精练　打电话时通话内容要清晰明确，若不着要领、语言啰唆、思维混乱，这样很容易引起受话人的反感。通话内容精练简洁是对通话人的基本要求。

（1）预先准备：在拨打电话之前，对自己想要说的事情做到心中有数，尽量梳理出清晰的顺序。做好这样的准备后，在通话时就不会出现颠三倒四、现说现想、丢三落四的现象了，同时也会给受话人留下高素质的好印象。

（2）简洁明了：电话接通后，发话人对受话人的讲话要务实，在简单的问候之后，直奔主题，不要讲空话、废话，不要啰唆、重复，更不要偏离话题，节外生枝或者没话找话。

3．表现有礼　拨打电话的人在通话的过程中，始终要注意待人以礼，举止和语言都要得体大度，尊重通话的对象，并照顾到通话环境中其他人的感受。

（1）语言文明：其一，首先要向受话人恭恭敬敬地问一声："您好！"然后才可以说其他的话。切勿一开口就以"喂"称呼对方，或是一开口就说自己的事情。其二，问候对方后须自报家门，以使对方明确"来者何人"。在电话里自报家门，通话人有四种模式可以借鉴：第一种是报本人的全名；第二种是报本人所在的单位；第三种是报本人所在的单位和全名；第四种是报本人所在的单位、全名和职务。其中第一种模式主要用于私人交往，而后三种模式则常用于公务交往，最后一种模式最为正规。其三，在准备终止通话时，应先说一声"再见"，否则就会使终止通话显得有些突然，并让自己的待人之礼显得有始无终。

（2）态度文明：发话人除语言要规范外，在态度上也应该温文尔雅。对于受话人，不要厉声呵斥、粗暴无理，也不要低三下四、阿谀奉承。电话如果需要转接，勿忘对话务员问上一声"你好"，并且还要加上一声"谢谢"。碰上要找的人不在，需要接听电话的人代找，或代为转告、留言时，态度更要文明而有礼。通话时若电话忽然中断，依礼需由发话人立即再拨，并说明通话中断系线路故障所致，不要不了了之，或干等受话人一方打来电话。如果拨错了电话号码，应对接听者表示歉意，不要一言不发，挂断了事。

（3）举止文明：拨号时，不要以笔代手。在打电话时最好双手持握话筒，并起身站立。

通话时不要把话筒夹在脖子下，抱着电话机随意走动，或是趴着、仰着、坐在桌角上，或是高架双腿与人通话。边打边吃东西，也是失礼的行为。在通话时发声不宜过高，免得受话人承受不起。标准的做法是声音宁小勿大，并使话筒与口部保持3cm左右的距离。终止通话、放下话筒时，应使用双手轻放，不要用力一摔，令对方大惊失色，觉得震耳欲聋。通话“半途而废”，或拨号时对方一再占线，要表现出应有的耐心，不要骂骂咧咧，或是采用粗暴的举动拿电话机撒气。

（二）拨打电话的礼仪

1. 选好通话的时间　如果不是特别熟悉或者有特殊情况，一般不要在早7点以前、晚上10点以后打电话，也不要在用餐时间和午休时打电话，否则有失礼貌，也影响通话效果。

2. 礼貌的开头语　当拿起听筒后，应当面带微笑，有礼貌地称呼对方，并主动自我介绍，亲切地问候“您好，我是李怡！”如果需要通话的时间较长，可问：“现在与您谈话方便吗？”

3. 用声调传达感情　讲话时语言流利、吐字清晰、声调平和。语速适中、富于感情、热情礼貌，能使人感到悦耳舒适。

4. 电话三分钟原则　正常的情况下，一次打电话的全部时间，应当不超过3分钟。除非有重要问题必须字斟句酌地反复解释、强调外，一般在通话时都要有意识地简化内容，尽量简明扼要。在通话时，切忌没话找话、不谈正题、东拉西扯，更不要在电话里跟别人玩“捉迷藏”，不要说“你猜猜我是谁”“你知道我在哪儿吗”。

5. 礼貌的结束语　打完电话，应当有礼貌寒暄几句说“再见”“谢谢”“有空再聊”等恰当的结束语。

（三）接听电话的礼仪

1. 及时接听　电话铃声响，应立即停止自己手中的活，尽快接听电话，遵循“铃响不过三”的原则，即接听电话时，以铃响三次左右拿起话筒最为适宜。因特殊原因，致使铃响过久才接电话，须在通话前向发话人表示歉意。

2. 自报家门　自报家门是一个予人方便、节约时间、提高效率的好方式。在公务电话中，接通电话后即可自报家门：“您好，这里是市医院儿科，我是值班护士李怡，请问有什么可以帮助您的？”如果对方没有报上自己的姓名，应礼貌、客气地询问对方：“对不起，请问您是哪一位？”

3. 认真倾听，积极应答　接电话时应当认真听对方说话，不时应答：“是”“对”“好”“请讲”“不客气”“我听着呢”“我明白了”等，或用语气词“唔”“嗯”“嗨”等，让对方感到你是在认真听。漫不经心、答非所问，或者一边听一边同身边的人谈话，都是对对方的不尊重。

4. 认真清楚地记录　在电话中传达有关事宜，应重复要点，对于号码、数字、日期、时间等，应再次确认，以免出错。随时牢记5W 1H技巧，所谓5W 1H是指：When（何时），Who（何人），Where（何地），What（何事），Why（为什么）；How（如何进行）。

5. 正确代接电话　一般情况非电话主人允许，不要代接电话。替他人接电话时，要询问清楚对方姓名、电话、单位名称，以便在接转电话时为受话人提供便利。在不了解对方的动机、目的是什么时，请不要随便说出指定受话人的行踪和其他个人信息，比如地址、手机号等。

6. 礼貌地挂断电话　挂电话一般由上级、长辈先挂。双方职位级别相当时，一般由主叫方先挂。挂断电话前的礼貌不可忽视，要确定对方已经挂断电话，才能轻轻挂上电话。

（四）使用移动电话的礼仪

1. 在一些公共场合，特别是楼梯、电梯、路口、公交车、地铁等地方，不可以旁若无人地使用手机，大声地接打电话。在会议、聚会、图书馆、电影院、博物馆等地方应把手机调至静音或关机状态。

2. 在禁止使用手机的地方，如加油站、飞机、医院的急重症病房、手术室等，要遵守公德，注意安全，以免手机信号影响电子设备的正常运行。

3. 一般情况不要借用他人手机，不要偷拍他人形象，不要使用内容不文明的铃声。

## 四、出行礼仪

（一）电梯礼仪

电梯已经成为现代社会普遍使用的交通工具，搭乘电梯也需遵守相应的礼仪规范。

1. 搭乘电梯的礼仪

（1）等候电梯应在电梯门右侧站立。如有多人在等候，请勿挤在一起或挡住电梯门口，以免妨碍电梯内的人出来。应先让电梯内的人出来之后方可进入，不可争先恐后。

（2）靠电梯最近的人先上电梯，然后为后面进来的人按住“开门”按钮。出去的时候，靠电梯最近的人先走。男士、晚辈或下属应站在电梯开关处提供开关门服务，并让女士、长辈或上司先行入电梯，自己再随后进入。

（3）在电梯里，尽量站成“凹”字形，挪出空间，以便让后进入者有地方可站。进入电梯后，正面应朝电梯口，以免造成面对面的尴尬。出电梯时，在前面的人应靠边站立，让出门口。

2. 与客人同乘电梯的礼仪

（1）伴随患者或长辈来到电梯厅门前时，先按住电梯按钮。

（2）进入电梯后：护士先进入电梯，一手按“开门”按钮，另一手按住电梯侧门，礼貌地说“请进”，请客人们或长辈们进入电梯轿厢。按下患者或长辈要去的楼层按钮。若电梯行进间有其他人员进入，可主动询问要去几楼，帮忙按下。自己则站在电梯控制面板处，侧身与对方成45°角站立。

（3）到达目的楼层：一手按住开门按钮，另一手做出请出的动作，可说：“到了，您先请！”。客人走出电梯后，自己立刻步出电梯，并热情地引导行进的方向。

3. 搭乘电梯的注意事项

（1）为了您和他人的方便，切忌为了等人，让电梯长时间停在某一楼层，这样会引起其余乘客的不满。当看到电梯外还有乘客要搭乘电梯，不要一上电梯就关门，应按住开门键等待其他乘客进入。

（2）进出电梯要礼让，先出后进。遇到急危重症患者或老幼病残孕者，应让他们先行。如果电梯里人很多，不妨静候下一趟电梯。如果进入电梯显示超载，最后进入的人应主动退出。

（3）轻按按钮，不随意扒门，更不能在电梯内乱蹦乱跳和大声喧哗。遇到故障及时拨打救援电话，遇火警不能使用电梯。乘坐电梯时携带刺激性气味的物品或者吃东西、喝饮料也是不雅的行为。

（4）乘坐自动扶梯，应靠右侧站立，空出左侧通道，以便有急事的人通行。应主动照顾同行的老人与小孩踏上扶梯，以防跌倒。如须从左侧急行通过时，应向给自己让路的人致谢。

（二）行走礼仪

在行走时，应严格约束自身行为，充分尊重和体谅他人，在不同的地方行走时，应灵活运用行走礼仪规范，展现自身的气质和内在素质。行走要遵循遵守交规，无碍他人，以右为尊的原则。

1 行走的基本礼仪规则 两人并行的时候，右者为尊；两人纵行的时候，前者为尊；三人并行，中者为尊，右边次之，左边更次之；三人前后行的时候，前者就是最为尊贵的。因此当与长者、尊者和女士同行时，应走在其后其左，以示尊重。

2. 工作场合 步幅不宜太大，但频率要快。如遇紧急情况时，可以加快步伐和适当增加步幅，但不能跑，体现干练和沉着的工作作风。

3. 特殊场合参加婚礼庆典时，行走步态应欢快、轻松；参加丧礼时步态则应沉重、缓慢为宜；如在室内行走，尽量不发出声响。

4. 其他公共场合 上下楼梯应靠右行走，礼让他人，并与他人保持一定距离，以免发生碰撞；如为别人带路，则应主动走在前面指引；走廊行走应尽量单人通过并靠右行走，如遇对面来人，应点头示意，主动靠向墙壁，侧身礼让对方先行，为他人行走提供方便；户外行走时则可以根据个人需要随意调整，以不妨碍他人为宜。

5. 行走应注意的问题 步行时要注意文明礼貌，遵守交通规则和社会公德，注意安全。要走人行道右侧，并且让出盲道。过马路宁停三分，不抢一秒，不闯红灯，切忌图快捷翻越绿化带、隔离栏。

（三）乘车礼仪

车是我们生活和工作中不可缺少的交通工具，乘车时也要遵循一定的礼仪原则。乘坐车辆时，应当注意的礼仪问题主要涉及座次、举止、上下车顺序等几个方面。

1. 乘车的座次 乘车座次礼仪规则可概括为“四个为尊，三个为上”。“四个为尊”是客人为尊、长者为尊、领导为尊、女士为尊；“三个为上”是方便为上、安全为上、尊重为上，其中“尊重为上”原则最重要，以此为原则安排座次。

车内的座位是后排为上，前排为下，后排的三个座位又以右为上，左为下。也就是说，与司机成对角线的位置是车内最尊贵的位置。其次是后排左座、前排右座即副驾驶座。在公务活动中，副驾驶座通常称“随员座”，按惯例，此座一般由秘书、助手、警卫就座。

专职司机驾车时（图 6-1）：由于右侧上下车更方便，因此要以右尊左卑为原则，同时后排为上，前排为下。所以右后 1 号座位为上座。在接待非常重要客人的场合，如政府要员、重要外宾，这时候上座是司机后座 2 号座，因为该位置的隐秘性好，而且是车上安全系数较高的位置。前排副驾驶 3 号座则由随从人员就座。

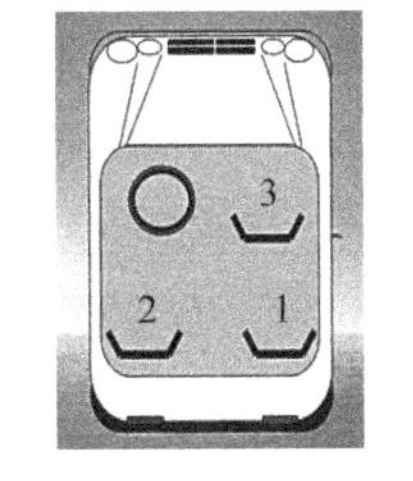

图 6-1 专职司机驾驶

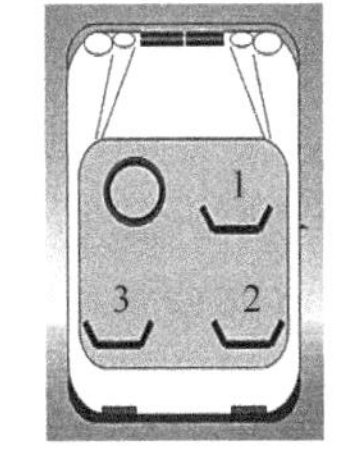

图 6-2 主人驾驶

主人亲自驾车时（图 6-2）：一般前排座为上，后排座为下；以右为尊，以左为卑，所以上座为 1 号副驾驶座，其次为右后 2 号座和左后 3 号座。这种坐法体现客人对开车者的尊重，表示平起平坐，亲密友善。

2. 乘车的仪态 上车下车要讲究姿态自然从容，女士姿态要优雅，可采用背入式或正出式，即将身子背向车厢入座，坐定后随即将双腿同时缩入车厢。如穿长裙，在关上门前应先将裙子理好。准备下车时，应将身体尽量移近车门，车门打开后，先将双腿踏出车外，然后将身体重心移至双脚，头部先出，然后再把整个身体移离车外。这样可以有效避免“走光”，也会显得姿态优雅。如穿低胸服装，不妨加披一条围巾，以免弯身下车时出现难为情的局面，也可利用钱包或手袋轻按胸前，并保持身体稍直。

3. 上下车的顺序　当主人陪同客人同乘一辆轿车时，主人应为同车的第一主宾打开轿车的右侧后门，用手挡住车门上沿，防止客人碰到头。客人坐好后再关门，注意不要夹了客人的手或衣服。然后从车尾绕到左侧为另外的客人开门或自己上车。

如果和女士、长辈一同乘车，应请女士、长辈先上车，并为对方开关车门。抵达目的地时，主人首先下车，然后为客人打开车门，并以手挡住车门上框，协助客人下车。

若车停于闹市，左侧车门不宜开启。右门上车时，里座的人先上，外座后上。下车时相反，要顾及安全及方便。

**知识链接**

**交往礼仪“三A原则”**

交往礼仪一条重要的原则是“三A原则”：接受对方、重视对方、赞同对方。接受（accept）、重视（attach importance）、赞同（approve）这三个词词头的第一个英文字母皆为A，故称为“三A原则”。这条原则，是美国人布吉林所提出的。它的含义是：要求人们在与他人进行交往时，要努力的以自己的实际行动，去接受对方、重视对方、赞同对方。接受对方指的是要容纳对方，求同存异。不要排斥对方。重视对方，指的是要使对方感受到自己是被尊重的，对方在自己的心目中十分重要。赞同对方，指的是要善于发现对方的长处，并及时加以肯定。既不要自高自大，又不要曲意奉承对方。

## 第2节　护士交往礼仪

**案例6-2**　有一位老人打电话到急诊科。护士接电话：“喂，有什么事，快点说，忙着呢！”老人：“护士，我老伴在家里跌倒了，下肢疼痛得很厉害，家里又没有年轻人，医院能派急救车来接诊吗？”，护士：“急救车都外出接病人了，现在没有车。”老人说：“请问急救车什么时候能回来？”护士：“我怎么知道？”，老人焦急地说：“我怎么办呀？”，护士：“你爱怎么办就怎么办，我忙得很，没有时间跟你说了。”老人听了很恼火，第二天到医院投诉。

**问题：**1. 这位接电话的护士在礼仪方面存在哪些问题？

2. 作为一名接诊护士，应如何应用电话礼仪安抚这位老人，并帮助老人解决问题？

护士的礼仪修养直接关系到护理队伍和医院的形象。在工作中，护士要与医院内患者、患者家属，医生、其他护士、辅助科室人员密切往来，需学习运用交往礼仪，给患者和家属留下良好印象，与同事团结协作，建立起和谐人际关系，使整个护理工作处于和谐有序状态。这有利于提高工作效率，提高护理质量，更好地为患者服务。

### 一、与患者的交往礼仪

#### （一）与患者交往的基本原则

1. 尊重患者　指尊重患者的人格和权利。尊重人格，即尊重患者的个性心理，尊重其作为社会成员应有的尊严。在遇到诸如未婚怀孕或分娩、性传播疾病、肝炎、施暴致伤等患者时，不能因疾病而训斥、嘲弄和侮辱患者，不能因病症歧视患者，更不能因疾病否定患者的人格。

对待精神病患者，同样也要做到尊重患者人格。

尊重权益，即尊重患者获得及时医疗护理的权利、护理过程中的知情权、对医疗护理方案的选择权、对医疗护理行为的拒绝权及个人隐私权等。其中患者隐私的问题越来越受重视，隐私权已得到法律的保护。因此，护理人员在尊重患者隐私方面应注意以下几点。

（1）沟通的地点要适宜：在病房与患者沟通时要注意保护患者的隐私，若谈话的内容涉及患者的隐私，应选择安静的、有保护性的房间进行。对于某些隐私性较强的特殊病例讨论，不要在病房进行，可以安排在单独的房间进行。

（2）维护患者的身体隐私：如果在病房给患者进行体检或处置，应拉上两床之间的屏风帘，让其他无关人员回避。减少患者躯体的暴露，体现对患者的尊重和爱护，必要时可在治疗室进行。男护士给女患者做身体检查需要第三人在场。

（3）不打探和泄露与治疗护理无关的个人隐私：护士收集患者资料时，不应打探与其治疗、护理无关的个人隐私，如关系到护理诊断与护理措施的制订，应尊重患者的选择，在相互信任的基础上，使患者敞开心扉，切忌泄露给他人。

（4）保守患者的信息秘密：任何信息资料均属于个人隐私，如患者的家庭地址、病情等。因此，在非治疗护理区域不要随意讨论和传阅患者资料，更不要作为茶余饭后谈论的话题，也不能向与治疗护理无关的人员谈及。

2. 诚实守信　指为人要真诚，承诺的事情要付诸行动，实行诺言。护理人员在与患者交往的过程中，做到诚实守信，言必行，行必果，认真履行护理人员的神圣职责，只有这样，才能取得患者的真正信赖，建立起良好和谐的护患关系。

患者会在有困难和要求时请求帮助，护理人员应根据患者病情的需要和医院的实际条件，尽量给予满足。如不能满足时应向患者说明原因，以取得患者及家属的谅解。护理人员向患者承诺的事情，要想方设法给予兑现，认真完成，要诚信于人；对患者的承诺，必须是病情的需要与实际的可能，不能信口开河，随意许愿。

3. 举止文明　指一个人的行为适度、大方、稳重。护理人员的行为举止，常常直接影响到患者对他们的信赖和治疗护理的信心，尤其是护患初次接触时护理人员的举止、仪表、风度等是形成“第一印象”的主要内容。所以，护理人员的举止要落落大方，面部表情亲切自然，做到着装端庄、谈吐礼貌、温文尔雅、作风正派。切忌浓妆艳抹、恶语伤人。严禁在公共场所特别是在办公室嬉笑打闹，在与异性接触时更应注意自己的言行举止。

4. 雷厉风行　指一个人办事敏捷、干脆利落、处理问题果断。护理的服务对象是人，护理工作是治病救人。抢救患者生命是一场争分夺秒的战斗，赢得了时间就是赢得了生命。因此，护理工作，尤其是抢救工作，特别需要雷厉风行的工作作风，同时应镇静果断、机智敏捷。任何怠慢迟疑、优柔寡断都会贻误抢救的时机，危及生命。

5. 共情帮助　共情是从对方的角度出发，用对方的眼光看问题，从对方的角度去感受。理解他人的感情，简言之就是设身处地的意思。

共情不是同情。同情是以自己的眼光看对方，在某种程度上产生与对方的感情交流或共鸣。共情则是把自己摆在对方的位置上，换位思考，去体验对方的内心世界，提出“如果是我，该怎么办？”这类问题。在护患交往中护士多表达共情，可以使患者减少被疏远和陷于困境的孤独感觉，使患者感到护士能正确理解他，从而使护患之间产生共鸣，促进护患关系的良好发展。护理人员对服务对象的共情不是简单的“悲患者之悲，乐患者之乐”，而是在理解感受服务对象包括家属在内的痛苦的同时，能够明确判断自己应该如何采取有效措施来帮助服务对象提高其健康水平。

（考点：与患者交往的基本原则）

（二）与不同患者的交往礼仪

举止文明、注重语言、检查技巧、尊重患者是与不同患者交往要注意的原则。

1. 与小儿患者交往礼仪 小儿患者的特点是活泼、好动、好玩、善于模仿，接受能力和求知欲望强，但对疾病的反应性强、耐受力差，不善于语言表达等，加之来到一个陌生的环境，他们的心理反应是恐惧、无助和好奇。与小儿患者交往时应注意以下几点。

（1）注意沟通技巧：面带微笑，声音柔和亲切，语言生动活泼、浅显易懂，符合孩子的年龄特征。如有的患儿怕见陌生人，护士应亲切地安慰他“小朋友，不要怕，这里有许多和你一样的小朋友，你们很快会成为好朋友的”。同时，可轻轻抚摸头部或拉拉手，表示友好，以增加其亲切感。针对好奇心比较强，又比较淘气的患儿，可重点讲解医院的安全防范知识。在进行护理操作时，要本着耐心、和蔼、关心的态度进行操作，用鼓励的话语安慰患儿，减少其恐惧感。平时，还应注意多与患儿接触，如陪伴患儿做游戏、讲故事等，以取得患儿的信任，更好地配合治疗和护理。

（2）注重检查技巧：在给患儿护理查体时动作应准确、轻柔，以免引起患儿的恐惧。如应用听诊器时，可让患儿先听听自己的心跳声，满足其好奇心，消除恐惧感。有些检查会带来不适感，应先做必要的解释，或用分散注意力的办法争取患儿的配合。

（3）尊重患儿：在检查、治疗、护理过程中要征得患儿家长的同意，对患儿要多赞扬多鼓励，要讲信用，不要哄骗患儿。注重礼貌礼节，给患儿一个模仿的好榜样，使他们从小就学会尊重自己、尊重他人。

2. 与年轻患者交往礼仪 年轻患者一方面有较强的自尊心和自信心，情感丰富，兴趣广泛。另一方面年轻患者情绪强烈，表现出烦躁不安，情绪不稳定，易愤怒、沮丧、抑郁，不配合治疗等。为了取得他们的信任，增强战胜疾病的信心，护士要做到以下几点。

（1）尊重患者：尊重他们的自尊心，用商量的口吻进行交谈，以取得他们的信任。举止要干脆利落、自然大方；态度要热情礼貌、和蔼。

（2）语言要真诚、肯定：自我介绍时，要以朋友相待，“我叫李怡，您叫我的名字吧，我是您的责任护士，有什么需要尽管找我。”使患者有一种亲切感，让他觉得选择来这里住院是正确的。

（3）掌握分寸：护士多为女性，且年轻护士较多，在对年轻异性患者的护理中掌握分寸，显得尤为重要，分寸掌握不好，会给年轻异性患者带来错觉，招致意想不到的麻烦。对异性患者进行治疗、护理时，应避免过分热情，只要不卑不亢、以礼相待，做好该做的事即可。在年轻异性患者面前应避免交谈个人的事情，特别是感情方面的问题。

3. 与中年患者交往礼仪 中年人虽然在思想和心理上很成熟，对现实有自己的见解。但由于此时期是压力最大的一个阶段，他们既是家庭的支柱又是单位的骨干力量，此时患病住院，他们的心理活动往往表现为自责、急躁、矛盾等。他们不愿意离开工作岗位，即使看病，也是抓紧时间，疾病稍有好转就急于出院。护士应理解、同情对方，必要时对患者进行心理疏导和劝解。劝解时要站在患者的立场，言辞恳切，避免华而不实。如患者担心老人、孩子没有照顾而不想住院时，可劝导“我理解您此刻的心情，不过您一定要安下心来养病，只要您痊愈了，才能更好地照顾老人和孩子。”“您的孩子都大了，也该放手了，他总要独立呀，就算给他一次机会锻炼一下嘛。”等。

在疾病恢复期，中年患者对身体的关注越来越少，护理人员要指导中年患者进行康复运动，饮食搭配，稳定情绪，合理调整工作与休息时间，指出继续治疗和预防疾病的重要性。

4. 与老年患者交往礼仪　老年人生理功能衰退，心理上具有孤独、不安、悲观、爱猜疑等特点。因此，护理人员对老年患者的尊敬理解、友好和善、耐心帮助就显得尤为重要。老年人曾经对国家、社会、家庭做出过贡献，虽然年事已高，或已退居二线，或在家安度晚年，但他们内心仍希望维持自己在社会团体、家庭中的地位。因此，他们非常在乎别人对待他们的态度。护士对就诊、住院的老年患者要表现出略高于对其他人的尊重。要选择适度的称呼。对尚不明确其身份、姓名的老年患者，可试探地询问：“请问这位老先生（老师傅、老大爷、大伯……）贵姓？怎么称呼您呢？“请问前辈（老师、老夫人、老大娘、大婶……）您的尊姓大名？”当了解患者的基本情况后，分别给予适当的称呼。

多使用敬语谦语，以商量的口吻交谈。对老年人称“您”，而不是“你”。“您还好吗？”“您看这样行吗？”“您觉得这样做是不是有困难？有困难就请告诉我们。”“在您面前我们都是晚辈，有什么不周的地方还请您多包涵。”这样既显得亲切和尊敬，也缩短了护患间心理距离。对视听能力下降的老年患者，要充分发挥体态语言的作用，并辅以适度的表情，如点头微笑、同情的目光、温柔的抚摸等。要善于利用老年患者的习惯和特点，如护理人员可在必要时将这个特点作为导入语，作为解决问题的沟通点，调动患者的积极因素，达到促进患者配合护理与治疗的目的。

### （三）与患者家属交往的礼仪

一般来说，患者家属的心理多是焦虑、急切、紧张，在亲人患危重疾病时还会出现恐慌、束手无策或孤助无援。探视人员多是患者的亲朋好友，探视是对患者关心、关爱的表示，他们都希望从医护人员那里尽可能详细地了解到患者的患病情况、治疗过程及预后等，他们的言行举止甚至神态常会直接或间接影响到患者的情绪及病情的转归，有时也会影响到病区正常医疗护理工作的开展。在与患者家属的交往中护士应遵循尊重、礼貌、热情、诚恳的礼仪原则，恰当地回答和处理问题。

1. 热情接待　要尊重来医院探视患者的家属，热情接待，态度诚恳，主动介绍医院环境设施和有关规章制度，交代探视患者时注意的问题，询问是否需要帮助，给患者家属留下良好印象。

2. 主动介绍　患者家属都希望了解患者的治疗护理情况，护士应理解家属的心情，主动向家属介绍患者的诊疗情况。当患者病情发生变化时，护士应及时通报情况，耐心做好解释工作，表达关心和支持，以取得患者家属的信任和理解。

3. 耐心解答　患者家属出于对患者的关心，会有许多的问题，如“这个病严重吗？要治疗多久啊？饮食方面要注意哪些？”护士要应根据自己掌握的专业知识和临床经验耐心解答家属疑问。把握谈话的分寸，注意谈话艺术，措辞、语句要斟酌，做到科学地解释、诚恳地安慰。回答问题时要与医生保持一致，避免引起不必要的纠纷。

4. 取得信任　要使家属放心，必须保证良好的护理质量。患者家属不仅是在感情上给予患者支持，他们更关心患者在住院期间的治疗和生活状况。所以，必须为患者做好各项基础护理，满足其需要，减轻家属的担忧。护理人员亲切友好的态度、文明礼貌的言谈、娴熟的操作技能都会取得家属信赖。

## 二、与同事的交往礼仪

### （一）与同事交往的基本原则

护士作为一个社会人，在医院这个特定的社会环境中，必然要和医院内的同事进行广泛的交往与合作。同事关系的好坏，不仅关系到事业的成败，也与每个人的身心健康密切相关。与护士相关的人际关系包括医护关系、护际关系等。在同事交往中应遵循的礼仪原则是尊重他人、诚信守诺、宽容大度。同事间友好的相处，是顺利开展工作的基本条件。所以礼待同事也是做好护理工作不可缺少的礼仪要求。

1．尊重同仁，举止文明　同事间往来，互相尊重、互相支持、文明相处、礼貌相待，是为人处世的基本原则，也是最基本的职业要求。

2．信守诺言，以诚待人　诚信是中华民族的传统美德，要取信于人，首先要尊重自己。一般情况下，不要轻易应承没有把握完成的事情，一旦允诺就要尽一切努力做好。如果由于特殊原因未完成则应诚恳道歉，并解释事情的原委，以求谅解。

3．宽以待人，严于律己　每个人都希望得到别人的关爱。但只有从自身做起，处处为别人着想，以礼相待，才能营造出一个温馨的工作氛围。

4．善待个性，幽默有度　个人之间的能力、水平、教育、个性均有差异，应正确对待，不必自卑，也不能骄傲。要学会善待他人，对同事的成就和幸运，要真诚地表示祝福，决不能产生嫉妒或报复行为。在单调重复的工作中，幽默风趣的交流会给同事间的交往带来可贵的情趣，但避免油嘴滑舌和低级庸俗。

（考点：与同事交往的基本原则）

### （二）同事间交往的禁忌

1．忌吹毛求疵　同事相处，要宽宏大量，避免在无原则的小事上吹毛求疵、纠缠不休。每个人都有自己的性格特点、处世方法，不必因他人的某些小缺点、小毛病耿耿于怀，为了小事纠缠不休只会损害同事间的友好关系。

2．忌挑拨离间、搬弄是非　同事交往注意不能搬弄是非，有意无意间成为一个挑拨离间的调唆者。“人无完人”，要对他人的短处宽容大度，而不是把别人的短处作为背地里的笑料。

3．忌态度冷漠　同事相处时也应有正常的同志感情，不要对同事持过于冷漠的态度。相互尊敬、相互关心帮助，会使同事间的关系更加融洽，工作更加顺利。

### （三）工作交往礼仪

1．医护间交往礼仪　医生与护士是工作上的合作伙伴，既相互独立又相互补充、协作，共同组成了医疗护理团体。近年来，随着医学科学的发展，特别是整体护理的实施，护理对象已由单纯疾病护理转向一切以患者为中心，扩大了护理工作的范围。医护之间在工作中难免产生误解和矛盾，正确处理医护间的矛盾，建立相互融洽的医护关系尤为重要。

（1）把握机会，互相学习：利用各种机会（科室例会、交接班、研讨会等）向医生介绍护理技术的新进展和发展趋势及科室护理工作情况，随时征求医生意见，必要时邀请医生参加，使全体医护人员为了一个共同目标团结协作，互相帮助、互相支持，提高医疗护理质量。

（2）注重与医生交往的艺术：向医生报告病情时的礼仪有以下几种。①有礼貌地敲门进入医生办公室，找到主治医师或值班医生。例如，“王医生您好，3 床患者病情有变化，呼吸困难，您看如何处理？”②医生正在写病历或讨论病例时，为避免打扰别人，应以轻稳的脚步走到医生面前，低声说“刘医生对不起，打扰一下，2床患者病情又有变化……”③医生在与患者或家属交谈时，护士向医生汇报病情应注意避免负面影响。④遇到急危重患者，提前备好抢救的药品、器械，配合医生参与抢救。

医嘱有疑问时的礼仪：执行医嘱是护士的工作内容之一，但不能盲目被动执行。对有疑问的医嘱要及时与医生沟通，但应做到：①注意时间、场合，保持医生在患者心目中的“权威性”。②注意语言的表达方式，以询问或商讨的方式进行沟通。例如，“李医生您好，这个医嘱我这样理解对吗？麻烦您看看。”这样既体现了对医生的尊重，又解决了执行医嘱中遇到的实际问题。③对有疑问的医嘱要查实后再执行，切忌把主观看法、埋怨、责怪等情绪渗入话语中：“怎么开的医嘱，让我们如何执行？”更不能用讽刺、挖苦的语言对待医生。

（3）取长补短，共同提高：“三人行，必有我师”。有经验的医生能根据患者的症状和体征作出准确的诊断，有经验的护士能发现疾病并发症的先兆，这就是双方精湛技术的体现。一个融洽、和谐的团体，医护双方应本着真诚、宽容的态度在工作中相互学习，取长补短，谦让谅解，这样就可以克服医护间的人际矛盾，提高医疗护理质量，使患者处于最佳的治疗护理环境之中。

2. 护际间交往礼仪　护际关系即护士与护士之间的关系。护理工作的协作性很强。不同级别、不同年龄护士只有保持良好的人际关系、团结协作，使护理工作形成一个有机整体，才能保证护理工作井然有序地进行。

（1）以诚相待，与人为善：是指真心诚意地对待他人，友好善意地与他人相处。这是人与人交往的基本规范和总体要求，也是护理人员处理人际关系的首要原则。古人云：“精诚所至，金石为开”，只要真心诚意对待他人，就会使人感化。护际间的职业目标使之成为志同道合的同志，朝夕相处、紧密配合使之成为休戚与共的姐妹。应当以“吾心换您心”真诚相待。当同事取得成绩时，应当真诚地祝贺和感到欣慰；当同事受到挫折或不幸时，应当主动表示关心和同情；当同事遇到困难时，应当积极地给予帮助和解决。

（2）互相尊重，取长补短：高年资护士在体力、精力上不如年轻人，但他们有着丰富的临床经验，办事稳重，分析、解决问题能力强；年轻护士有理想、有热情、接受新事物快，有创新精神，但自控能力差、办事易冲动，吃苦精神不强等。年轻护士应多向老护士虚心学习、请教，遇事多征求他们的意见；资历高的护士要看到年轻护士的长处，在护理实践中带动年轻护士树立积极的工作态度，通过传、帮、带，帮助他们掌握正确的护理技巧，弥补缺乏临床实践经验的不足，从而形成互相学习、取长补短、谦虚谨慎、彼此尊重的和谐人际关系。

（3）宽以待人，善于制怒：护理人员应具有宽广的胸怀和气度，对于别人的缺点和短处应持包容的态度。包容并非无原则的迁就，而是在相互交往中的彼此宽容。遇事能够站在对方的角度考虑问题，多替别人着想，才能宽容他人。

喜怒哀乐是人之常情，在宽容他人的同时，也要善于“制怒”。由于护理人员在性格、修养、思维方式、生活方式上不尽相同，发生摩擦和冲突是难免的，激动、愤怒的情绪处理不好，对工作是十分不利的。要处理好同事间的矛盾就必须善于制怒，善于制怒不仅需要有“忍人所不能忍”的宽广胸怀和以大局为重的精神境界，而且还需要强烈的自我控制意识，遇事需冷静地思考，尽量减少情绪失控。

（4）关心他人，团结协作：护理人员在工作、生活、学习中相互支持和帮助是圆满完成护理工作的前提。支持体现在各种护理实践中，如对工作优异同事的祝贺和称赞；对不正确观点和做法提出诚恳、善意的帮助；对工作中的难题协助解决。

积极配合、团结协作也是处理同级间人际关系的一条重要原则。现代社会中，任何一个部门或岗位的工作都需要与其他部门和个人相互配合。积极主动地配合，齐心协力地工作，充分发挥团队精神，才能获得最佳效应。

（5）护际交往礼仪在具体工作中的体现

1）护士在工作间的礼仪：护士工作间包括护士站、治疗室、处置室等场所。要保持各工作间地面、台面的整洁；不宜在工作间吃饭、接打私人电话，剔牙、嗑瓜子、抽烟等，也不要在工作间聊天。不可轻易翻动同事的物品，不干预同事私事，不非议他人或用冷漠的态度对待同事。

2）接班护士不能按时到岗时：当接班护士因突发情况不能及时到岗时，当班护士应及时与护士长沟通，顾全大局，主动延长上班时间，避免造成护士缺岗现象。

3）当发现其他护士工作失误时：当发现同班护士工作的不足或失误时，避开患者及家属给予及时提醒，维护护士尊严；当发现同事遗漏工作时，及时补救，避免造成差错。

**3．护士与其他部门间交往礼仪** 在日常护理工作中，护士经常与医院的辅助科室，如检验科、药剂室、放射科、后勤保障部门及行政部门进行交往，这些科室是医院不可缺少的部门，也是高质量完成医疗护理的重要保障。护士在与上述部门交往时应把患者利益放在首位，维护患者利益同时注意避免带有优越感或支配对方的情感，尤其是对后勤保障等部门，不能因为对方不是一线工作人员就轻视对方的工作。工作中应做到：相互尊重，相互支持，举止文明，宽容大度，以诚相待。

## 自测题

**一、名词解释**

交往礼仪

**二、填空题**

交往礼仪的“三 A 原则”指的是__________、__________和__________。

**三、选择题**

$A_1/A_2$ 型题

1．下列关于自我介绍的分寸的说法中，哪种不正确（　　）

A．自我介绍的内容应当真实而准确

B．自我介绍的态度应当大方、亲切、和善

C．在自我介绍时，应当全面具体地介绍个人的基本情况，使对方很好地了解自己

D．自我介绍时若同时递送名片，可以加深对方对自己的印象

2．遵守交通礼仪是个人礼仪修养规范，也是交通安全的根本保障，下面说法不正确的是（　　）

A．行路的基本礼规是前为尊，后为卑

B．行路的基本礼规是左为大，右为小

C．行走时要互相体谅，礼让三分

D．三人同行，中间为尊

3．打电话的适宜时间是（　　）

A．6:00　　B．10:00

C．13:00　　D．23:00

4．用名片介绍时下列哪项有错（　　）

A．起身站立，用双手将名片交给对方

B．名片正面面向对方

C．口头表示“请多指教”

D．双方交换名片时，应由位尊者首先把名片递给位卑者

5．在下列关于交际礼仪的说法中，不正确的是（　　）

A．无论在怎样的场合，称呼越亲近越有利于社交

B．称呼应当尊重个人习惯

C．称呼尊重常规是指符合民族、文化和传统习惯

D．使用不同的称呼，意味着交往双方的关系不同

6. 以下关于出入电梯的礼仪，正确的一项是（　　）

A．出入无人控制的电梯时，位卑者后入后出

B．出入无人控制的电梯时，位卑者先入后出

C．电梯人多拥挤时，位卑者可后入后出

D．出入有人控制电梯时，尊者后入先出

7. 关于介绍的顺序错误的是（　　）

A．先把主人介绍给客人

B．先把女士介绍给男士

C．把晚辈介绍给长辈

D．把未婚者介绍给已婚者

8. 如果主人亲自驾驶汽车，哪一位置应为首位（　　）

A．副驾驶座　　B．后排右侧

C．后排左侧　　D．司机后排对角线

9. 下班时间到了，突然一位患者出现大咯血，需要抢救。护士们知道后延迟下班一起参与患者的抢救工作，这体现了（　　）

A．尊重他人　　B．真诚相待

C．协作精神　　D．宽容大度

10. 护士在与各辅助科室打交道时，应采取的态度是（　　）

A．支配对方　　B．请求对方

C．责难对方　　D．尊重对方

**四、简答题**

1. 介绍礼仪的顺序有什么要求？

2. 拨打和接听电话的礼仪要求有哪些？

3. 与患者交往的基本原则是什么？

（陆海云）

第7章

# 护士工作礼仪

## 第1节 常规护理工作礼仪

案例7-1 2017年护理专业毕业生小王凭借自己优秀的成绩被省内一家三级甲等医院录取。她珍惜来之不易的工作机会，严格遵守医院和科室的规章制度，每项护理操作都全力做到完美，特别是能积极地将护理礼仪运用到日常的护理工作中，赢得同事及患者一致赞扬肯定。

**问题**：1. 护理工作礼仪的原则有哪些？

2. 护理操作中的礼仪规范有哪些？

人们的健康需求随着社会的进步和经济的发展而增加，对护理人员的服务质量要求更高。护理工作是科学与艺术的结合，护士除了要具备丰富而扎实的护理知识、掌握过硬的护理技术之外，还要学习丰富的人文社会学知识，以便在护理工作中运用丰富的知识、精湛的技能及良好的礼仪修养为护理服务对象提供优良的护理服务，以最佳的精神面貌和温文有礼的形象投身于护理工作，做文明礼貌的“健康使者”。

### 一、护理工作礼仪的基本原则

护理人员在与护理服务对象的接触过程中，要注意自己的行为使之符合人际交往的行为规范。具体原则和基本要求如下。

1. 尊重服务对象的人格和尊重其权利　其目的是使处于非健康状态下的服务对象保持心理平衡，不因疾病而受歧视，并保持人的尊严。护理人员尊重服务对象的人格，就要尊重其个性心理，尊重其作为社会成员应有的尊严。不要因为疾病而否定服务对象的人格，更不能因为疾病而训斥、侮辱和嘲弄服务对象。服务对象的权利包括获得及时医疗的权利，在医疗过程中的知情权，对医疗方案的选择权，对医疗行为的拒绝权及个人隐私权。

2. 注意选择恰当沟通地点　当与患者的谈话内容涉及隐私性问题时，最好选择安静的、保护性强的房间进行单独交谈，避免在人多的病室进行交流。对于某些隐私性较强的特殊病例的讨论，不要在多人病室进行，可以在单独的房间进行讨论。

3. 注意维护服务对象生理方面的隐私权　如果在病房内为服务对象做处置或者体检时，要注意拉上两床之间的屏风，并请其余无关人员回避。做各种处置时尽可能减少患者躯体的暴露。必要时可在治疗室进行操作。

4. 对于服务对象的健康信息应该保守秘密　有关服务对象健康的任何信息均属于个人隐私。在非治疗护理区域不要随意讨论，更不要作为茶余饭后谈论的话题，向与治疗护理无关的人员谈及。

（考点：护理工作礼仪的基本原则）

## 二、护理操作中的礼仪规范

随着社会的进步、经济的发展，患者对护理质量、医疗护理安全的要求都有了很大的提高，给患者提供礼貌周到的优质服务，处理好在护理患者过程中的每个环节，不仅有利于医院整体服务质量的提高，也有利于护理工作者自身的安全和自我保护。建立良好的护患关系，能使患者在诊疗期间保持健康良好的心态，也能使医护人员保持稳定的情绪，提高工作效率。在为患者进行护理的过程中，友善礼貌的态度是提高护理质量，降低风险因素，建立良好护患关系的基础。

### （一）操作前的礼仪

1. 得体的举止　在给患者进行护理操作前，要保持衣冠整齐、清洁无污，行走时要轻声敏捷；推治疗车或持治疗盘的动作要规范美观，行至病房门口先轻声敲门，再轻推门进入，并随手轻轻将门带上；进入病房应微笑点头，亲切礼貌地与患者打招呼、向患者问好，然后再进行操作前的各项工作。在操作前、操作过程中、操作完成后，自始至终都要保持良好的仪容仪态和得体的行为举止。

2. 礼貌的言谈　操作前解释是为了对患者的姓名、年龄、性别、使用药物的浓度、剂量、方法、时间进行查对。同时对本次操作的目的、患者个人信息、需要做的准备、操作方法、过程及患者有可能出现的感觉进行简单的介绍，以取得患者的配合。操作前解释工作是否成功取决于护士言谈的礼貌程度，所以礼貌的言谈也就成为护理操作中必不可少的重要条件。

### （二）操作中的礼仪

1. 和蔼的态度　在操作过程中，对待患者的态度要和蔼亲切，言谈、表情和体态语的表露都必须是发自内心的对患者的由衷关怀，而不是虚情假意的应付。操作治疗的同时，注意与患者的沟通，友善地解释操作的方法和意义，询问患者的感受，随时为患者解除困难和疑惑，或给予适当安慰。消除患者对操作治疗的恐惧和神秘感，争取得到患者最大程度的配合。

2. 娴熟的操作技术　过硬的基础知识，熟练的操作技术，是作为一名护士最基本的职业要求，也是对患者的尊重和礼貌。轻柔的动作、温和的态度，能使患者产生受到尊重和得到礼遇的满足。操作中一边给患者进行护理操作，一边亲切地指导患者配合，并不时地给患者以适当的鼓励。这样既可减轻患者的痛苦，又可以减少护士操作的难度，提高工作的质量和效率。

### （三）操作后的礼仪

1. 真诚的致谢　当患者配合护士完成工作后，护士应当对患者的合作表示诚恳的谢意，应该把患者的配合理解为对护理工作的支持，是对护士的理解和尊重。同时也让患者知道，他的配合更有利于自身健康的恢复。向患者致谢也是护士良好的礼仪修养和高尚职业道德的具体体现。

2. 亲切的嘱咐和安慰　操作后不但应对患者致以诚挚的谢意，还要根据病情给予亲切的嘱咐和安慰。嘱咐是指操作后再次进行核对，询问患者的主观感觉，观察了解预期效果，交代相关注意事项等。安慰是对操作治疗可能引起患者不适或顾虑给予抚慰。这不仅出于礼貌，也是护理技术操作的一项必要程序。

3. 护理操作失败后的对策　操作中一旦失败，护士切忌紧张，应沉着冷静，查清原因，及时处理。首先向患者或家属道歉，再次征求患者与家属的意见，如果得到允许方可采取措施进行弥补。否则应另请其他经验丰富的护士补救。切忌固执己见，强行操作，如再次失败会使护患矛盾激化，产生护患纠纷，难以收场。

护理操作的礼仪要求不能千篇一律，应当根据操作的具体要求和操作对象的不同性别、年龄、职业、个性等，分别给予区别应用，因时、因地、因人制宜，做到触类旁通、举一反三，而不是机械地生搬硬套。要学会让每一个需要健康帮助的人都能享受到“白衣天使”诚心诚意的帮助。

（考点：护理操作中的礼仪规范）

知识链接

**优秀护士应具备的素质规范**

①热爱护理工作，具有良好的医德医风。②高度责任心，娴熟的护理操作技能。③爱心、耐心、细心、同情心。④良好的沟通能力。⑤提高业务水平，注重心理护理。

## 三、常用护理操作礼仪范例

护理操作的礼仪规范，就是要掌握好操作前、操作中、操作后的每个注意事项。这种礼仪修养的培养，与护理操作技术一样，需要勤奋的学习和丰富的实践经验。希望通过以下范例，能给我们护理礼仪的培养提供一些帮助。

例 1：晨间护理

心血管内科病房，清晨。

护士：“大家早上好！现在我们来为大家做晨间护理，帮助大家洗漱，整理病房。”

“小李（慢性心力衰竭入院后第 2 天），你应该下床活动活动，这样可以促进肠蠕动，防止肠粘连，我来扶你起来。”

“王阿姨（新入院患者），您昨晚睡得好吗？下床走一走吧，现在我们帮您整理床位。”

“秦阿姨（急性心肌梗死抢救结束后 48 小时，已发病危通知的患者），您感觉好一些吗？看起来您的精神好多了，您要安心休息养病，不要有太多顾虑，很快就会康复的。这是您的漱口水，我来帮您漱口，漱完把水吐在这个弯盘里。我帮您擦擦脸（替患者洗脸），我把您的头发重新梳理一下吧。衣服都脏了，我帮您换一件吧，您配合一下好吗？阿姨，我扶您先向左侧翻身，用红花油帮您按摩受压的骨突部位，您会感觉舒服一些的。您不要动，很快就会好的，再来翻到右边（协助患者翻身），我再给您按摩另一侧，这样做可以促进血液循环，防止形成压疮。您感觉舒服多了吧，您盖好被子，一定要安心养病，思想负担过重会影响您康复的。”

“晨间护理就给大家做完了，现在开窗通风 30 分钟，呼吸一下新鲜空气，请大家把衣服穿好了，盖好被子防止着凉。”

例 2：口腔护理

患者刘某，女，68 岁，家庭妇女，因慢性胆囊炎急性发作、胆结石急诊入院。目前禁饮禁食，持续胃肠减压，生活不能自理，每日口腔护理两次。

1. 操作前解释

护士：“刘阿姨，您感觉好些了吗？肚子还疼吗？您的身体很虚弱，又插着胃管，需要做口腔护理。”

患者："什么是口腔护理？为什么要做这个？"

护士："就是要帮您漱漱口，洗洗牙。这样可以清除口腔的病菌，预防口腔炎症，口气清新。我一定动作轻柔仔细，您会感到清洁舒适的，请您放心。"

2. 操作中指导

护士："刘阿姨，我把您的假牙取下来刷洗一下，这几天您不能吃东西，假牙我给您泡在冷开水杯里，开始吃东西时，我再帮您戴上。"

"请您张开嘴，让我看一下好吗？请您再张大点……好，您配合得很好，感觉累吗？如果不舒服就及时告诉我，快好了。"（护士边操作边指导患者配合，并鼓励患者，同时要注意观察患者的反应。）

3. 操作后嘱咐

护士："刘阿姨，您感觉舒服一些了吗？您配合得很好，谢谢。下午我还会再来给您做一次。您还有什么不舒服吗？"

患者："护士，你真好。谢谢你了！"

护士："这都是我应该做的。您放心好了，在这里我们就跟您的孩子一样。有事请您按床旁呼叫器就行了，我也会经常过来看您的，请好好休息吧。"

例3：静脉输液

患者丁某，男，45岁，教师，以"胃溃疡"诊断入院治疗，遵医嘱给予输液治疗。

1. 操作前解释

护士："丁老师，今天感觉怎么样？看起来您的精神好多了。胃痛得还厉害吗？现在我来为您输液。因为您暂时还不能吃饭喝水，所以要输的液体很多，您需要小便吗？"（递给患者便壶）

2. 操作中指导

护士："请您把手伸出来"（铺治疗巾，扎止血带，选择血管）。

"您的血管很好，放心，我会为您一针扎上的，只是进针时有一点痛，请您握住拳头"（穿刺、固定、调节输液速度）。

3. 操作后嘱咐

护士："好了，谢谢您的配合。输液的时间比较长，您活动时要小心，否则针扎穿血管需要重新再扎一针，增加您的痛苦。液体滴速我已经调节好了，每分钟60滴，请您不要自己随意调节。"

患者：（看了看滴速）"60滴？是不是太快了？"

护士："输液速度是根据患者的年龄、病情、药物性质而调节的，小儿、年老体弱、有心脏疾病的速度要慢一些，一些特殊的药物输液时速度也要慢一些。您的体质很好，心脏也没问题，每分钟60滴是完全可以承受的，而且您要输的液体很多，输得太慢会输不完，也影响您休息。"

患者："如果太快了有什么后果？"

护士："如果患者年龄偏大，或者有心脏病，滴快了有可能加重心脏负担，造成心力衰竭。请您放心，这个速度，您不会出现这些问题的。等一会儿输含钾药物时我会为您调慢一些的。因为含钾的药物会感觉比较疼。"

患者："我这就放心了，这个医院的护士都很好，谢谢你。"

护士："不客气，您还有什么问题吗？有事请您按床头的呼叫器。您休息吧，我们会经常巡视，并及时为您更换液体的。”

例 4：生命体征的测量

患者张某，男，39 岁，教师，因发热待查入院，护士为他测量体温、脉搏、呼吸、血压。

1．操作前解释

护士：“您好，您是张某吗？您住 3 号床，如果不介意，我就称呼您张老师吧！我要为您测量体温、脉搏、呼吸、血压，您半小时内有过外出或剧烈活动吗？”

患者：“没有，不过房间有些热，我没活动还出汗了。”

护士：“张老师您衣服穿得太厚，我来帮您脱吧。”（护士与患者保持个人距离，身体略前倾，目光亲切看着患者）

患者：“不用，还是我自己来脱吧。”

护士（亲切的口吻）：“平日如果出汗，要及时擦干汗液，以防感冒。”

2．操作中指导

护士：“张老师，请您先将扣子解开，我先给您测体温（护士边说边协助患者解衣扣）。测温前我将您腋窝下的汗液擦干（帮患者擦干汗）。”

患者：“为什么还要擦干汗呢？”

护士（耐心解答）：“因为有汗液，测出的体温值不准确。”

患者：“哦，原来是这样，今后我会注意的。”

护士：“请您将体温计放在腋窝，夹体温计的手臂搭在另一侧肩上，等 10 分钟，我来看结果。您放心，我已经开始计时了，到时间我会帮您将体温计取出来。”（边说边协助患者摆放姿势，保持舒适体位）

患者：“好的，我明白了。”

护士：“现在我给您测脉搏，请您将另一只手臂伸给我，好吗？测脉搏时我们都要保持安静，才能测量准确。”

患者：“行，没问题。”

护士：“张老师，您的脉搏每分钟 74 次，呼吸每分钟 18 次，您的脉搏、呼吸都正常。”

患者：“我没看你给我测呼吸呀，怎么是 18 次？”

护士：“我测量完脉搏后，就直接测呼吸了。我没告诉您，因为呼吸是受意识控制的，这样测呼吸会更自然，获取数值更准确。现在我为您测血压，您衣服很厚，我帮您将袖子卷起，不紧吧？我为您手臂下垫一件衣服隔凉，可以吗？”

患者：“可以，很舒服。”

护士：“张老师平时的血压怎样？有头痛、眩晕症状吗？您的收缩压 120mmHg，舒张压 80mmHg，血压正常。”

患者：“我平时血压还好，没有症状，但是比你测的值要低，今天为什么高了？”

护士（边操作边解释）：“请您不要着急，您的血压仍在正常范围内。血压比原来高的原因，可能是由于您刚刚住院，周围的陌生环境让您有些紧张，或者昨晚没休息好吧？紧张和休息都会影响血压的波动。我们会关注您的血压变化，您要放松心情，有问题及时告诉我们。”

患者：“是的，昨晚我失眠了！测量正常我就放心了。”

10 分钟后，护士：“体温已测好了，我来帮您取出体温计。请您放松手臂，累了吧！我扶您躺下休息，谢谢您的合作！”

患者："没关系，只是有些累，您看我温度高吗？"

护士："37.9℃，稍高一点，不过比昨天入院时好些。您不用担心，我会将测量结果告诉医生，我们会随时观察您的体温变化。"

3. 操作后嘱咐

护士："张老师注意多喝水，及时补充身体发热丢失的水分，尽量减少活动，减少体能的消耗。"

患者："好的，我配合。"

护士："等一会儿，我会陪您做CT。请张老师放心等待检查结果，我们一定争取把发热的原因查出来。我们一会儿见。"（护士走出病房，轻轻关门）

## 第2节　护士日常接待工作礼仪

**案例7-2**　肿瘤科护士王艳在护士站值班，发现一个年轻男孩手捂腹部，痛苦呻吟，一瘸一拐地走过来。王艳立刻通知值班医生，同时迅速进入治疗室，将轮椅推出来快步走到旁边，简单询问后，帮助男孩坐稳轮椅，并护送其到备用病床旁。等男孩躺上病床后，王艳才开始具体询问情况，着手办理入院手续。病床上男孩露出了感激的神色。

**问题：** 1. 王艳护士接待患者时哪些做法是正确的？

2. 护士在接待患者时应遵循哪些原则？

护士的日常护理工作平凡又伟大，琐碎而艰辛，如打针、输液、铺床等，但却像春天的雨露滋润患者的心田。护理人员规范的礼仪服务，能帮助患者消除对医院陌生感和恐惧感、对疾病的无助感，得到心理安慰，建立战胜疾病的信心和勇气，同时也能建立良好的护患关系，有利于护士的日常工作更有效地开展。

### 一、接待礼仪

接待是社会交往活动中最基本的形式和重要环节，是表达情谊、体现个人礼貌素养的重要方面，也是日常护理活动中最常见的工作。作为新时代的护士，需要以文雅的仪表、端正的仪容、和蔼的态度、稳重的举止和亲切的微笑来接待新入院的患者，全心全意为患者提供优质的医疗护理服务，让患者感受到人格的尊重及人性的关怀。

#### （一）接待礼仪基本原则

1. 一视同仁　对来访的客人，无论职位高低，应当一视同仁，都要热情友好、微笑相迎、让座于人、代存衣帽、斟茶倒水、主动相助。在同一场所、同一时间、同一地点，需要接待来自不同部门、不同职位、不同单位的来宾，避免因为接待对象之间的文化、种族、职位、财富不同而厚此薄彼，嫌贫爱富。例如，在为接待客人举办宴席时，只给甲客人敬酒，不给乙客人敬酒，此时乙客人心中难免不愉快，这种行为就不符合礼仪一视同仁的原则。但是一视同仁原则并不是对待客人完全的一样。一视同仁的同时也有先后次序的差别，如与来宾握手、干杯祝酒、让座，一般的礼宾次序是先职位高者后职位低者，先长辈后晚辈。

2. 对等　"来而不往非礼也"是中国的一句古话，十分贴切地表达出礼仪的对等原则。对等的意思是讲究礼尚往来，双方相互接待时规格应据对方的接待规格水平而定。你到别人的单位去，对方怎样招待你，下次对方来你单位，你就应该至少给予同样的规格招待对方。

3．尊重惯例　约定俗成的习惯做法，即惯例。例如，在接待从来没接待过的贵客时，参照惯例，借鉴其他单位的接待经验，按其他同行单位接待同等级别人物的方法接待。这样，既可防止接待不周，又可避免热情过度，同时也减少了浪费。

4．主随客便　出门拜访、做客，讲究入乡随俗，客随主便，这主要为了减轻礼宾方的负担。但是作为接待方，接待人员在礼宾工作中，要从来宾的要求出发，从来宾的角度考虑事情的安排，一切工作以来宾为中心，才能取得好的效果。

5．注重细节　为了做好来宾的接待工作，应掌握接待的必备礼节，客随主便体现对他人的尊重，让每一位来宾都有宾至如归的感觉。接待礼仪的关键是做好接待计划、礼宾次序、迎接招待等方面的工作。

（二）医院接待礼仪一般要求

1．环境要求　有客人来访，工作人员应该事先将办公室收拾干净，创造出空气清新、干净整洁、光线明亮、优雅舒适的待客环境，准备待客的必备物品，包括茶叶、茶杯（纸杯）、开水、水果或者点心等，以便于客人来访时能从容应对。而在医院内，患者及其家属来院进行求诊时，接待工作遵循同样的要求，同时又有其独特之处。

医院接待环境应整洁干净，清爽宜人。门诊部门指示牌应醒目，便于求诊患者及家属轻松得到指引。病区内可以适当增加色彩斑斓的鲜花和生机勃勃的绿色植物（有花粉过敏的情况下除外），使人产生愉快的色彩联想，营造亲切宜人的共享空间，安抚患者焦虑的心情。

2．仪表要求　护士衣帽整洁，工作服大小长短要适宜，下衣摆盖过膝部；不缺扣，无污迹，腰带平坦；袖口、衣领、衣摆不外露里面衣服。胸牌表明佩戴人的身份，佩戴者应表现出自信、从容。胸牌佩戴在工作服左胸部，要水平、整洁、醒目。在配药时避免在加药过程中药液溅到工作服上。整洁明快的护士形象将会给求诊的患者及其家属留下良好的印象。衣帽褶皱不整、凌乱不洁、内衣外露等都是对客人的不礼貌行为，不仅会破坏自身的形象，还会损害单位的形象。

3．态度要求　护士接待患者时，必须做到语言礼貌规范，态度热情诚恳，语气和蔼亲切，声调柔和悦耳。接待客人时，针对不同的对象使用相应的称谓，多使用礼貌性用语，如“您好！请问……”。若是较为熟悉的来访者，可以用对对方关心、赞赏的客套话。交谈时要神情专注、认真倾听，让来宾感受到热情和尊重，建立融洽的护患关系。

（考点：接待礼仪）

## 二、送别礼仪

自古以来，中国人就很重视送别礼仪，在当代社会更是如此，在商务交往、政务交往中，礼貌周到的送别能给人留下深刻的印象，成为后续往来的重要因素。而在医院里，送别礼仪显得更为重要。因为此时护理人员得体的送别礼仪将会给患者留下美好的印象，从而对医院产生信赖感。

（一）一般送别礼仪

送别通常是指在来宾离去之际，出于礼貌，而陪着对方一同行走一段路程，或者特意前往来宾启程返还之处，与之告别，并看着对方离去。最为常见的送别形式有道别、话别、饯别、送行等。

按照常规，道别应当由来宾率先提出来。若主人首先与来宾道别，难免会给人以厌客、逐客的感觉，所以一般是不应该的。在道别时，来宾往往会说“就此告辞”“后会有期”。而此刻主人则一般会讲“一路顺风”“旅途平安”。有时，宾主双方还会向对方互道“再见”，叮嘱对方“多多保重”，或者委托对方代问其同事、家人安好。在道别时，特别应当注意下列四个环节，一应当加以挽留，二应当起身在后，三应当伸手在后，四应当相送一程。

话别，亦称临行话别。与来宾话别的时间，一要讲究主随客便，二要注意预先相告。最佳的话别地点，是来宾的临时下榻之处。在接待方的会客室、贵宾室里，或是在为来宾饯行而专门举行的宴会上，亦可与来宾话别。参加话别的主要人员，应为宾主双方身份、职位大致相似者，对口部门的工作人员、接待人员，等等。话别的主要内容：一是表达惜别之意；二是听取来宾的意见或建议；三是了解来宾有无需要帮忙代劳之事；四是向来宾赠送纪念性礼品。

饯别，又称饯行。它所指的是，在来宾离别之前，东道主一方专门为对方举行一次宴会，以便郑重其事地为对方送别。为饯别而举行的专门宴会，通常称作饯别宴会。在来宾离别之前，专门为对方举行一次饯别宴会，不仅在形式上显得热烈而隆重，而且往往还会使对方产生备受重视之感，并进而加深宾主之间的相互了解。

送行，在此特指东道主在异地来访的重要客人离开本地之时，特地委派专人前往来宾的启程返还之处，与客人亲切告别，并目送对方渐渐离去。在接待工作中需要为之安排送行的对象主要有正式来访的外国贵宾、远道而来的重要客人、关系密切的协作单位的负责人、重要的合作单位的有关人员、年老体弱的来访之人、携带行李较多的人士等。当来宾要求主人为之送行时，一般可以满足对方的请求。

考虑为来宾送行的具体时间问题时，重要的是要同时兼顾下列两点：一是切勿耽误来宾的行程；二是切勿干扰来宾的计划。为来宾正式送行的常规地点，通常应当是来宾返还时的启程之处。例如，机场、码头、火车站、长途汽车站等。倘若来宾返程时将直接乘坐专门的交通工具，从自己的临时下榻之处启程，则亦可以来宾的临时下榻之处作为送行的地点，如宾馆、饭店、旅馆、招待所等。

举行送行仪式的话，送行的地点还往往要选择宜于举行仪式的广场、大厅等。为来宾送行之际，对于送行人员在礼节上有着一系列的具体要求。一是要与来宾亲切交谈；二是要与来宾握手作别；三是要向来宾挥手致意；四是要在对方走后，自己才能离去。

（二）医院送别礼仪

身体康复出院回到家中恢复正常生活是每个住院患者的迫切愿望，因此当患者得到医生医嘱许可离院回家时，大多数人心中都充满了喜悦感。同时，也恢复了自信，向往未来的生活。在送患者出院的过程中，护士应遵循的礼仪原则是真诚祝福、嘱咐送行。与出院患者礼貌地道别是对患者关爱的延续，可以表现出护士的人文素养。临别的时候表达友好祝愿，是增进护患关系的良好时机。

1. 及时告知　离开熟悉的环境，离开舒适的家来到医院住院治疗，每个患者都希望自己可以早日康复、出院回家。因此，当护士接到患者出院医嘱时，应该及时将出院消息告知患者。

2. 帮助出院　帮助患者办理出院手续，要及时通知患者及其家属并表示祝贺。请患者及家属留下意见及建议，以便日后改进，更好地为患者服务。例如，“张阿姨，您在住院期间有什么意见和建议请留下，我们会认真听取，及时改进。”或“谢谢您提出的宝贵意见，我们会及时改进。”等。

3. 热情送别　送别时，要再一次祝贺。例如，“王阿姨，再一次祝贺您康复出院，您的气色更好了，人也显得精神了，真为您高兴！”离开时，要热忱地送上一段距离，并要嘱咐：“请慢走！”“请多保重！”最好不要说：“再见！”切忌说：“欢迎下次再来！”送患者出院一般要送出病区门口，走出视线外。例如，送至电梯口时，等电梯门关闭后再返回；送至车上时要等车开走后方可转身返回。

（考点：送别礼仪）

知识链接

**单位前台接待形象礼仪**

一、着装规范

①上班时间必须穿着统一制服，不得随便搭配。②必须把各自工号牌按统一标准佩戴在左胸。③必须保持服装整洁干净，白衬衣领口不得有污痕。④穿统一有跟鞋，着肉色丝袜。丝袜不得有抽丝、起皱现象。

二、仪容仪表

①任何时候手与指甲必须保持干净，并修剪整齐，不得涂深色指甲油，指甲缝内不得有污垢。②上班时间不得佩戴奇异饰品，除手表和婚戒外，不得佩戴任何外露饰品。③长发必须扎起，不可披散，不可遮挡视线。不得染异类发，烫奇异发型。④按要求统一化淡妆上班，妆容整洁，肤色较暗者必须用遮盖性较好的粉底，并以腮红加以修饰，唇膏颜色使用红、橙明亮色系。不得使用紫、灰等暗色系。⑤定期修剪鼻毛，避免分泌物遗留眼角，注意口腔卫生。

## 第3节　各部门护士工作礼仪

案例 7-3　王某手术结束后，由手术室护理人员护送回病房，护士李兰看到王某回来了立刻放下手上的事情，快步走至床旁详细询问了王某的感受。然后根据医嘱，为王某进行全血输注。王某见护士在为她输血，露出担忧的神色，似乎对血液很害怕。护士李兰见此情况，立刻向王某解释：“您不用担心，给您输的血液都是经过严格检查的。如您感到哪儿不舒服，请立即按呼叫器，我会随时过来的。明天还要给您复查血红蛋白，请您休息！”王某听后放下了不安的心。

**问题：** 病区护士在为患者进行护理操作时应注意遵循哪些礼仪原则？

随着医学科学的发展、社会的需求及人们观念的改变，对护士的整体素质提出了更高的要求。而在不同的部门，护理工作礼仪的要求有所差别，一个合格的护士不仅需要技术精湛，理论知识丰富，而且需要掌握不同科室的护理工作礼仪，只有这样才能顺利地完成日常护理工作，赢得患者的信赖。

### 一、办公室工作礼仪

#### （一）基本行为要求

1. 保持良好的工作态度　一个人没有良好的工作态度，即使他有再好的工作能力，也不能高效发挥，不能自觉地把工作做好，当然也不能获得事业上的成功。

2. 严格遵守作息时间　一般情况下，最好是提前10分钟左右到达单位，做好上班前准备。

如果是刚开始参加工作的新人，还要更早些，最好在其他人员到来之前打扫一下卫生或帮助泡茶，以给人留下更好的印象。如果迟到，应先道歉，再作解释。到了下班时间，干完工作后要对工作用品加以收拾、整理，然后再下班。

3. 处理好一切事务　上班时要精神饱满，不聊天、不打哈欠、不哼小调等，处理一切事务要麻利认真。属于自己范围内的事，既不推脱，也不拖拉。同时要正确处理好个人与集体的关系，不随意挪用集体的物品做个人用途，上班时间不处理私人事务。

4. 有事要提前请假　由于生病或不得已而迟到、早退、缺勤时，要尽量早些向上级请假，得到批准后才可以晚到或缺勤。只要不是大病，要亲自请假。

5. 取送文件要注意保持礼貌　保密文件要装在信封内，在送文件时，应直接将文件送到收信人手中，切不可将文件放置在桌面上，以免泄露机密。文件带出后，不要用手抱住或甚至忘记文件在哪里，最好的方式是直接放在公文包里；把文件交给对方时，要正面朝向对方，以示礼貌；自己接收文件时，应正面相对，双手接过来。

6. 个人情绪不带进单位　情绪不稳定时，切忌四处诉说寻找别人的支持和理解。情绪起伏时，切莫贸然做出决策，以免立场偏颇，影响整个单位。

7. 不要假公济私　单位物品不能占为己有，贵重物品或列为公共财产的物品应小心使用。办理离职手续时，应按单位规定清点上交各种物品；利用工作时间处理私事是不恰当的；下班后，不要在单位处理私事，约非公事的朋友在单位聊天或下班后利用单位的照明、冷气等做私人事情都是不正确的。

（二）办公室环境礼仪

办公室环境保持整洁、舒适、优雅能使员工心情舒畅，提高工作效率，也关系到组织的对外形象。因此，应注意办公室环境的自觉维护。

1. 清洁整理办公环境　保持桌面的清洁、整齐、美观、有序，不乱放私人物品和无用的东西。经常清洁电话键和听筒；来访者的茶具应立即清洁干净，并重新摆放好；每天清理废纸筒，并摆放在隐蔽处；重要的文件不能直接丢在废纸筒中。

2. 设备、物品放置得当　对于经常使用的办公用品和设备应摆放有序、方便操作。可以用一支组合文具盒把常用的文具放在里面。办公常用的便纸条、台历等可以放在桌面上方便使用。

（三）办公室人际礼仪

1. 平等对待　同事之间将心比心，是形成融洽关系基础。遇到困难时，大家伸出援助之手，是很有亲近效应的。人各有志，每个人的性格、兴趣、爱好不同，为他人着想，处处体谅别人，这是避免不愉快的有效方法。同事是在同一环境中相处的，因此我们应自觉地融入这个集体。无论是服饰仪表还是言谈举止，都最好与同事保持一致，不要让自己和这个集体格格不入。

2. 尊重同事　每个人都有自尊的需求，自己首先要学会尊重他人，才能获得别人的尊重。对待同事应当热情、主动，在工作上互相支持，加深了解。同事写东西或阅读书信，最好躲避，需要从旁边走过时，也不要离得太近，更不能用眼睛的余光去窥视。同事在办公，不要去打扰别人，也不要随意询问，以免打断别人的思路或造成尴尬局面。不插手他人分管的工作。不随意翻动同事的东西或擅自借用他人的办公用品。即使要找东西，也请他本人代找。如需要借用别人的东西，应事先打个招呼。确实需要找某种东西时，而主人又不在，应向其说明情况，并致歉意。借了别人的东西，要记得及时归还，不要随意转借。不打听、传播同事的私人秘密，不干预他人的私事。碰到陌生人找同事谈话，如有可能，最好避开，与人方便。同事之间，既是合作者，又是竞争者，很容易产生嫉妒心理，应正确对待别人的嫉妒。当你在工作中取得了成就，或得到提升、领导嘉奖时，有可能遭到别人的嫉妒，此时要冷静对待，理解同事们的这种心理，用工作来回答别人。学会分析别人的嫉妒，了解风言风语是怎样产生的，即使毫无根据，也完全可以引以为戒。用自己的宽宏大度帮助嫉妒者，把自己的才智、工作经验等传授给他们，变嫉妒为共同前进的动力。当因同事的工作成就超过自己而感到苦恼时应理智分析，不要把嫉妒演绎成对同事的敌视和冷漠。

3．尊重领导　尊重领导、服从领导是应该的，同时获得上级领导的有力支持，也是更好开展工作的条件之一。碰到上级应有恭敬的表现，无论在哪里遇到上级，应主动问候；对上级应该用职务称呼，除非上级主动要求用其他称呼。当上级走到你的办公桌前，应起立问好；与上级同行，应走在他的左边或后边；上下汽车、进出大门或楼梯，应让领导先行；在通道或走廊的前方遇到上级，应走上前问好，但不能超越上级，抢先行。在狭窄的过道与上级相遇，应停止脚步，侧身让道，并问好。服从领导要认真完成领导布置的任务，并如实向上级反映和请示，并学会创造性地完成任务并多提建设性建议。听取上级批评，是自己的失误，就应平静、坦率地认错，不要当场为自己辩解，更不要发牢骚。设身处地地为上级想一想，不管哪一级领导都会对自己的下属负责。

4．尊重下级　尊重下级的人格与意见，尊重下级的劳动成果。上级领导应充分考虑到下级员工的人格，他们的兴趣、爱好、生活习惯及生活方式等，才能真正了解他们，发挥他们的积极性、主动性。适当地放权，尊重其在职权范围内独立处理问题，是发挥下级积极性的主要手段。在下级有失误时，应体谅并给予帮助。要充分发挥下级的积极性，就必须用人所长、用人不疑。对下级的充分信任，大胆使用，才能充分发挥其智慧，使其更好地行使权利和职责，做好工作。根据不同的专业、特长、技能进行合理的人员调配，设身处地地为员工着想。通过沟通、协调相互了解和达成共识，消除上级与下级、个人与组织之间在利益、观点、态度等多方面的矛盾，使行动上下一致，也使员工感到在组织中有保障感。同时，注意关心下级的个人前途发展。

## 二、门诊护士工作礼仪

门诊是患者就医的主要场所，也是患者与医护人员接触的第一环节。人们出现健康异常问题时往往首先门诊就诊。因此，门诊的就医患者多，而且流动性也较大。此时，护理人员面临的服务对象除了患者本人外还有其家属。同时，来门诊就医的患者除有生理不适之外，还普遍存在以下心理特征：急切见到医生，希望给自己诊治的医生是年资高者，希望得到医护人员的特别重视和理解，以及伴有焦虑、恐惧、悲观、自卑和消极等心态。面对如此复杂的工作特点，门诊护理人员应该在工作中注意遵循以下的礼仪规范。

### （一）接诊礼仪

1．按照礼仪规范注重自己的仪表、表情、眼神、姿态和语言　门诊护士仪表要文明端庄，做到上岗着装得体，给服务对象以整洁、文明、大方的感觉，以便留下良好的第一印象。在与患者接触的过程中，必须做到：语言文明、态度诚恳、面带笑容、语气柔和、声调悦耳；护理人员的坐姿和站姿要端正和规范；做护理操作时动作要轻柔、准确。这些都是门诊护士最基本的礼仪要求，有助于建立良好的护患关系，消除患者对医院的恐惧心理。

2. 为患者创造舒适的就医环境　门诊环境的清洁、优雅与否，会影响患者对医院的第一印象。干净清洁、秩序良好、环境优美、景色宜人的门诊环境会给患者美的享受，有助于减轻或消除患者痛苦和恐惧的心理。其中，需要特别注意的是门诊的就医秩序，它是门诊环境的重要组成部分。门诊护理人员应该采取多种有效的方法，维持良好的就诊秩序，提高诊治效率，为医生有效诊治患者创造一个良好、安静的环境，从而提高工作质量和工作效率。对于复查的患者，应尽可能帮助他们找到原诊治医生，以保证诊治的连续性。

3. 热情接待，耐心解答　门诊作为医院服务的窗口，首先接待患者的就是门诊护士。门诊护士的言行举止直接影响着就诊患者对于医院的印象。因此，门诊护士定要耐心回答患者及其家属的询问，笑脸相迎，亲切热情，态度和蔼，同情体贴，这些都有助于使患者对医院产生信任感。对于一些不了解的问题，也不应该说："我不知道。"要请患者稍等，主动请其他医护人员予以解答。对于初次就诊的患者，在必要的情况下还要做好门诊的介绍工作。护理人员要主动向患者介绍医院门诊情况、就诊程序及医院环境、设施和开展的新业务、新技术等，主动向其介绍与其健康状况相关的科室、医生概况、主要检查项目、检查步骤、科室位置等。注意说话时的语气、语调和表情，多应用安慰性语言，以使患者情绪稳定，主动接受门诊治疗。积极做好健康保健知识的宣传。护士的职责，不仅仅是单纯完成护理工作，向患者宣传健康保健知识已经成为护理工作中必不可少的一部分。门诊护理人员应抓住患者就诊的时机，通过使用各种宣教手段，如电视、宣教手册、健康宣教板报、集体讲授或个体咨询等方法向患者宣传防病治病的基本知识，提高人群的健康保健意识。

### （二）护理工作中的礼仪

到医院就医的患者中，有相当一部分是在门诊接受治疗的，在为患者进行护理的过程中，除了规范、娴熟的操作外，还应注意工作中的文明礼貌行为。

1. 护理前进行耐心解释　护理前应主动对患者进行一些关于护理措施的解释，要充分尊重患者的知情权，让患者了解护理措施的意义。例如，要给一个发热患者肌内注射退热药物时，应这样向患者说明："×× 您好，您正在发高烧，长时间高烧会损害人的大脑，同时会消耗体内的大量水分，这对您的健康很不利，所以现在我要按医嘱给您注射退烧药物，我给您注射的是复方柴胡注射液，做肌内注射，请您把裤带松开，把裤子褪下，让我来为您做注射治疗好吗？"注意在整个操作过程中要求患者配合时一定要"请"字当先，不可以用命令式的口气对患者说话。

2. 护理中严格执行操作规程　进行护理操作时既要严格遵守操作规程，又要做到动作轻柔、神情专注、态度和蔼。当患者配合治疗结束后，还应当向患者致谢，并给予适当的安慰。例如，"谢谢您的配合，您现在需要好好休息，用药后过会儿就会感觉好些的，请不必担心，如果有什么不适可随时呼叫我"。整个治疗过程中都应注意保持举止有度、言谈有礼。即使遇上某些患者挑剔、为难，也要保持冷静、耐心，始终以礼相待。要学习服务行业的经营理念，把尊严留给患者。

3. 护理后礼貌关怀患者　在门诊治疗结束离去前，除了需进行必要的医嘱交代外，还需礼貌地嘱咐患者注意保重身体，给患者留下急需帮助时的联系方式，把患者送到诊室门外给予送别的礼貌语，如"您请走好，注意按时服药，保重身体，有何不适，请随时与我们联系及来院就诊，药袋上有我们的联系电话，祝您早日康复"等，让患者舒畅、满意。

## 三、急诊护士工作礼仪

急诊科是医院的重点窗口单位，是急诊患者集中的场所。患者病情复杂多变、时间紧迫，科室突发事件多，抢救多。急诊护士要具备较高思想素质、应急能力、敏捷的思维和健康的体魄，同时还要有全面的理论知识、过硬的操作技能及礼仪涵养。

### （一）急而不乱，准备充分

急诊科入口应通畅，设有无障碍通道，方便轮椅、平车出入，并设有救护车通道和专用停靠处，有条件的可分设急诊患者和救护车出入通道。急诊科应明亮通风，候诊区宽敞，就诊流程便捷通畅，建筑格局和设施应符合医院感染管理的要求。儿科急诊应根据儿童的特点，提供适合患儿的就诊环境。急诊科应设医疗区和支持区，医疗区包括分诊室、就诊室、治疗室、处置室、抢救室和观察室，有条件的可设急诊手术室和急诊监护室；支持区包括挂号、各类辅助检查部门、药房、收费和安全保卫等部门。急诊科抢救室内应备有完好的急救药品、器械及处于备用状态的心肺复苏、监护等抢救设备，并应具有必要时施行紧急外科处理的功能。急诊护士在日常工作中要保证诊治物品的“五定”，即定数量品种、定点安置、定人保管、定期消毒灭菌、定期检查维修，要有较强的应急应变能力，做到急而不乱，准备有序。

### （二）文明用语，礼貌待人

急诊患者和家属经常表现出情绪紧张、焦虑、易怒、易激动，护士要有同情心和爱心，多给予患者安慰和理解，以礼貌和文明的姿态面对每一位就诊患者。重视心理护理，急患者之所急，想患者之所想，使患者心理处于最佳状态，使用美好的语言鼓励患者建立战胜疾病的信心。

与患者及家属沟通过程中要“您”字当头，“请”字在先，“谢谢”二字不离口。不同的人要用不同的关爱方式，对于老年人喊一声大爷、大娘，巡视病房时摸一摸脉搏，测量一下血压。关心冷暖，盖一盖被子，对于儿童可摸一摸额头，拉拉小手，拍一拍肩膀，测测体温，给患者留下良好的印象。帮助减轻恐惧感，取得初步信任，为下一步工作打下良好基础。

### （三）扎实技能，配合抢救

对于危、急、重患者，急诊护士应表现勇敢，当机立断地进行抢救，操作动作有条不紊，动作准确，迅速建立静脉通道，穿刺一针见血，妥当固定受伤肢体，使患者感受到护士对他们的重视、关心、体贴，以消除顾虑与不安情绪，增加治疗勇气。抢救生命是护士的责任，如遇到多处外伤患者，要给予及时止血包扎；遇到呼吸心搏骤停者要立即给予胸外按压、人工呼吸等，保证抢救患者及时、到位，顺利完成工作。

### （四）团结协作，乐于奉献

急诊护士要有奉献精神，不怕脏、不怕累、不怕受委屈，具有宽广胸怀。面对复杂的病情变化，各种不利于工作的现象都要做到有预见，与医生密切配合，做到明确分工，忙而不乱，熟练使用各种仪器，掌握其工作性能及原理，在出现故障时能做到及时有效排除，保持充足的精力和体力以迎接突发的抢救事件。

（考点：急诊护理礼仪的原则）

## 四、病房护士工作礼仪

病区是医院里最常见的场所，是患者接受诊疗护理的地方，护理人员作为病房内主要的工作者，与患者的接触十分密切，为有效地提高护理质量，营造良好的治疗环境，构建和谐的护患关系，病区护士需培养良好的礼仪修养。

### （一）维持病区整洁环境

1. 病房安静、空气新鲜，各病室定期紫外线消毒。

2. 厕所、地面、墙面、窗台、氧气管道等设施整洁、无杂物、无医疗垃圾，床下物品摆放有序，不可堆放过多。

3. 各床单位整洁、安全，配备物品齐全，符合患者需要。

4. 患者出院后终末消毒处理彻底，清理床单位，床头桌内无杂物、桌下无垃圾，干净清洁。

5. 更换后的污单棉织品有固定、合适放置区域，放在污单袋中，不扔地上。

6. 室内无躺椅、折叠床等陪护用具。如确需陪护，应遵守病室的相关规定。

7. 桌边、床边、输液架上无胶布、无污迹。

8. 墙上、门上不随意张贴广告，不乱画。

9. 患者床头卡标识清楚，与患者实际情况相符，标明姓名、性别、年龄、入院日期、主管医师、护士。

### （二）注重观察，解决患者所需

护士在病区工作，与患者接触非常频繁。患者在住院期间常常遇到各种困难，护理人员只有具备细致的观察能力才能第一时间发现，第一时间给予帮助。另外，护理人员只有注重观察，才能准确发现病情的动态变化，特别是需要善于发现各种危象出现的征兆，以便及时进行抢救和处理。

### （三）尊重患者，理解患者

患者来到病区住院可能对其来说是一种十分陌生甚至焦虑的经历，往往具备较为复杂的心理特征。因此，护理人员应注意探索不同年龄阶段的患者从发病到整个康复过程中的心理活动规律和反应特点。可以经常换位思考，“假如我是一个患者，我会怎样？”，从患者的角度了解他们的痛苦，理解他们的要求，解决他们想要解决的问题。并采用诸如语言、表情、态度、行为等良好的护理措施，通过疏导、安慰、解释等方法，做好心理护理。即使遇到患者的指责或不理解、不配合行为，也不与患者发生冲突，从而使其更积极、主动地配合治疗和护理。

### （四）技术扎实

在病区工作，护理人员与患者接触密切，若没有扎实的操作技能，则无法获得患者及其家属的满意，更谈不上建立和谐友爱的护患关系。所以，病区工作要求护理人员必须熟知本科室疾病的急救知识和急救技术，动作敏捷，有较强的应变能力，配合医生采取最佳的急救措施进行抢救。

### （五）乐于沟通，善于为患者进行健康教育

随着健康观念的转变和系统化整体护理的实施，健康教育在护理工作中越来越占有举足轻重的地位。患者的态度和行为是否转变，很大程度上取决于护理人员健康教育的水平。在住院期间，患者对疾病的无知会引起恐慌情绪，并且出院后仍需做好自我护理和自我照顾，这些都需要护理人员具有良好的健康教育能力。护士在住院期间有计划地安排患者的健康活动，通过多样、有效的教育手段对患者进行健康教育，从而使得患者在出院前能够具备一定的自我康复能力。如出院前的健康教育能给患者出院后的继续自我护理提供依据和指导，降低疾病复发率。

## 五、手术室护士工作礼仪

手术室是为患者提供手术及抢救的场所，是医院的重要技术部门。手术室护理工作不同于临床等其他护理工作，有其独特的工作性质，同时亦有其独特的护理工作礼仪。

### （一）注重形象，规范着装

手术有着严格的无菌要求，首先护理人员在着装上必须符合规范。

1. 按规定程序进行更衣、更鞋。

2. 戴帽子、口罩时帽子必须要遮盖全部头发，口罩必须遮盖口鼻。

3. 内穿衣物不能外露于洗手衣裤或参观衣外，如领子、衣袖、裤腿等。

4. 不能戴首饰、项链。

### （二）术前工作礼仪

术前患者往往出现食欲下降、经常失眠、心神不定、焦躁不安等表现。为此，护士必须认真做好患者的术前疏导工作，用礼仪化的言行、和蔼可亲的态度、准确的措辞和教育式的开导缓解其不良的心理反应，进而获取患者术中的积极配合和术后的良好疗效。

1. 加强沟通，亲切交谈　护士应主动利用与患者术前接触的机会，亲切、平等地与患者交流，较为详细地了解患者的心理状态、生活习惯（如吸烟史与饮酒史等）、社会背景（如职业和社会地位等）、性格特点、接受手术的态度和对医疗、护理工作的协作程度，恰当地启发患者说出对手术的顾虑、担心和要求，及时依据患者的看法作出适当的说明、解释、鼓励和安慰。应注意不宜在进行术前疏导时，一开始就向患者机械地宣读术前注意事项，使患者感觉如同接受宣判一般。而是应有针对性地帮助患者熟悉手术的各种注意事项，做好接受手术治疗的心理准备。

2. 迎接患者入手术室

（1）认真核对，严防差错：术前，手术室护士到病房接患者时，应认真核对患者科室、床号、姓名、性别、年龄、诊断和手术项目，严防发生接错患者的情况。例如，普外科，李明，女，58岁，教师，乳腺癌，可以这样核对："您好，您是李明老师吧，今天要给您做手术，您知道吗？""请问您今年多大岁数了？知道做什么手术吗？"同时核对术前准备工作是否完成。

（2）安慰鼓励，缓解压力：尽管病房护士已经为患者做了术前教育，手术室护士在迎接患者时还应介绍手术室环境、术前须知、患者进出手术室的过程。态度要温和，表情自然亲切，和患者轻松交谈，以便放松患者紧张、恐惧的情绪。例如，"您叫什么名字？马上就要手术了，请躺好，不要太紧张，如果有什么不舒服，请随时告诉我。"

### （三）术中工作礼仪

礼待患者是医护人员必须严格遵守的礼仪规范。手术给患者带来的心理压力是巨大的，医护人员的态度对患者心理的影响又是微妙的。手术中，医护人员在全神贯注、规范操作的同时，应始终避免一些无关的言谈，礼待患者、言谈谨慎、举止安详，减轻患者不必要的心理负担。

1. 礼待患者　护士对待每一个患者，无论其年龄长幼、地位高低，都应像对待自己的亲人一样，始终以高度的责任心照顾手术患者。例如，进手术室时，护士推着或扶着患者，边走边向患者介绍手术间的布局、设备，以打消患者对手术室的恐惧感。进入手术间后，将患者扶到手术床上，轻柔、带有保护式地帮助患者摆好麻醉体位，同时向患者介绍正确体位对手术、麻醉及预防术后并发症产生的重要性，像亲人一样爱护、安抚患者，尽力满足患者的要求。护士应以亲切、鼓励的话安慰患者，如"请放心，我在这儿"等。当手术将要结束，患者进入麻醉苏醒期时，护士先来到患者耳边，用手抚摸患者的面部亲切地呼唤患者的名字，轻声对患者说："×× 先生（女士、小朋友）您醒醒，手术已经做完了，您感觉怎么样？"，促使患者尽快苏醒过来，配合手术后的治疗、护理工作。

2. 言谈谨慎　手术中，由于麻醉方式不同，患者的心理反应也不同。在非全身麻醉的手术中，患者对医护人员的言谈很留心，对器械的撞击声和自我体验都非常敏感。手术中，医护人员应尽可能减少交谈，更不要讲容易引起患者误会的话，如"糟了""血止不住了""错了"等。因为非全身麻醉的患者，对医护人员的一言一行都在非常认真地体会和思考。如果术后发生一些不良情况，患者常会把手术中听到的只言片语及当时的情景联系起来，误认为那是产生问题的原因，从而导致心理失衡，影响治疗的效果。

3. 举止安详　参加手术的人员，除认真、仔细地进行手术外，还要尽量做到举止安详，不要在非全身麻醉患者面前露出惊讶、可惜、紧张、无可奈何等表情，以免患者受到不良的暗示，造成心理负担。所以，医护人员在手术过程中，应自始至终保持精细手术、默契配合，以确保手术顺利进行。

（四）术后工作礼仪

手术完毕，并不是治疗的终结，许多病情变化都发生在术后。关心、重视术后患者的病情，及时发现并处理由此产生的问题，是保障患者生命安全和提高手术疗效的一项重要的工作。

1. 和蔼鼓励，亲切安慰　术后患者身体虚弱，又因切口的疼痛，往往情绪烦躁，心境不佳，护士要体谅患者的心情，关心爱护患者。除了通过用药物和心理暗示法减轻患者的痛苦外，还应细心地照顾好患者，鼓励患者进行相应的活动，减少并发症的发生，促进切口愈合等，给予患者更多的礼遇。例如，手术结束后，护士将患者送入重症监护病房，将患者安置在病床上后，认真同病房护士交接，并告知家属注意患者体位、保暖等。然后，以和蔼可亲的态度告诉患者手术一切顺利、手术效果良好，表扬他战胜恐惧、配合手术，使手术圆满成功。但对那些手术效果不佳、预后不良的患者，医护人员应以深切的同情心，用礼仪化的言行，不让他们受到任何精神刺激，并积极鼓励他们树立战胜疾病的信心，配合医生进行下一阶段的治疗。

2. 严密观察，正确指导

（1）勤观察，常沟通：手术后，护士要密切观察患者术后的情况，关心患者，经常耐心、细致地与患者或家属交流，询问病情和术后情况，直到病情平稳。

（2）科学、礼貌地解释术后的症状。对术后患者常伴有的一些不适症状及其引起的疑问，护士应礼貌、热情地向患者及家属进行科学解释，争取得到患者和家属的理解和配合，让患者认识到术后病情是逐渐好转的，以增强患者的信心。如术后出现不良反应，医护人员要给予指导，帮助患者减少"角色行为"，告诉患者术后不适是暂时现象，伤口愈合后不适就会消失，以减轻患者紧张的心理。

（3）正确指导术后患者的活动。术后患者的康复离不开术后的适当活动，因此，护士应正确地指导术后患者的活动。例如，鼓励肺部手术后的患者多咳嗽、咳痰；对骨折恢复期患者，术后应要求其保持功能位和加强功能锻炼；对腹部手术患者，术后则应鼓励其进行适当活动，以加速血液循环，促进切口愈合。由于适当活动有一定的技术要求，故护士的指导不能只停留在口头上，而应现场示范，以熟练、规范的动作，当面给患者提供模仿练习的机会，有计划地协助患者进行术后活动，用直接的关爱行动，使患者得到切实的礼貌服务，取得康复成效。

（考点：各部门护士工作礼仪）

知识链接

**手术室迎送患者“五个一”**

一声亲切的问候；一次认真的核对；一个无菌的环境；一张安全的手术床；一次详细的宣教。

## 自测题

**一、名词解释**

1. 接待
2. 送别

**二、填空题**

1. 操作前的礼仪要求包括________、__________。
2. 操作中的礼仪要求包括________、__________。
3. 医院送别礼仪要求包括________、__________、__________。

**三、选择题**

$A_1/A_2$ 型题

1. 门诊护士必须练就的基本功是（　　）
   A. 得体的问候和灿烂的微笑
   B. 准确、及时的护理操作
   C. 良好的外在形象
   D. 与人沟通的能力
   E. 熟练的操作技能
2. 关于病房护理工作礼仪的叙述，不正确的是（　　）
   A. 各个阶段对护理工作礼仪的要求都是相同的
   B. 护理工作礼仪有助于优化护患关系
   C. 护理工作礼仪有助于树立患者战胜疾病的信心
   D. 应当将护理工作礼仪贯穿工作始终
   E. 对不同的病区，护理工作礼仪的要求也有差异
3. 医院工作人员中与患者见面的第一人常常是下面哪种护理人员（　　）
   A. 门诊护士　B. 急诊护士
   C. 内科护士　D. 外科护士
   E. 手术室护士

**四、简答题**

1. 病房护士工作礼仪的原则有哪些？
2. 术中护士接待患者的礼仪原则有哪些？
3. 办公室人际礼仪的规范要点有哪些？

（任　乐）

第 8 章

# 护士求职礼仪

## 第 1 节　求职礼仪概述

**案例 8-1**　某医院招聘护士，由于待遇优厚，应聘者很多。即将毕业的张丽同学前往面试，她下穿迷你裙，上着露脐装，涂着鲜红的唇膏，轻盈地走到一位考官面前，不请自坐，随后跷起了二郎腿，笑眯眯地等着问话。三位考官互相交换了一下眼色，主考官说："张小姐，请回去等通知吧。"小张一听，喜形于色，拎起小包，飞跑出门。

**问题：** 1. 小张能被医院录用吗？为什么？

2. 假如你是小张，你会为这次面试做怎样的准备？

在招聘和应聘过程中，面试是最重要的环节，要想获得面试成功，求职礼仪和技巧必须掌握。护士毕业生应聘时，要想获得理想的职位，必须掌握必要的惯例和技巧，遵从求职礼仪规范。

### 一、求职礼仪的概念

求职礼仪是公共礼仪的一种，它是求职者在求职过程中与招聘单位接待者接触时礼节、礼貌方面的体现。它通过求职者的仪表、仪态、言谈、举止及应聘资料等体现求职者的内在素质，这也是求职者在长期社会生活中形成的交际交往习惯、思维定式和行为习惯的外在表现。

### 二、求职礼仪的特点

（一）求职礼仪具有广泛性

中国作为人口超级大国，有着极其丰富的劳动力资源。每年都有大量的新增人口、大中专院校毕业生源源不断地进入劳动力市场。在今后相当长时期内，还会有越来越多的人，为了实现自我的人生目标而需要求职。因此，求职礼仪具有广泛性。

（二）求职礼仪具有时机性

求职具有很强的时机性。尽管求职者在与招聘方接触之前做了大量的准备工作，但求职结果如何，往往取决于双方短暂时间内的接触。尤其是面试求职。一个简单的照面，录用与否就已成定局。所以，要想在众多的应聘者中脱颖而出，抓住第一次见面的时机是至关重要的。

（三）求职礼仪具有目的性

招聘与应聘双方的目的都非常明确。招聘方目的是希望能招聘到综合能力强、整体水平高的人员。招聘者通过对求职者的仪表、言谈、行为礼仪的观察，形成第一印象，并把这些作为是否录用的重要条件。应聘者目的更为直接，希望自己的言谈、举止和行为能给对方留下最佳的印象，从而促使求职成功。

（考点：求职礼仪的概念及特点）

知识链接

**护士求职礼仪的种类**

根据招聘单位的机制、工作性质、招聘形式等的不同，求职的形式可以分为书面求职、面试求职及网络求职等多种类别。相应地，求职礼仪也可大体上分为三种形式，即书面求职礼仪、面试求职礼仪和网络求职礼仪。

## 第 2 节　书面求职礼仪

求职最常见的形式之一就是书面求职。书面求职一般情况下是求职者向用人单位呈递求职信，得到用人单位约请后，再递交一份完整、系统地反映个人面貌的个人履历及附带证明材料等。书面求职虽是一份写在纸上的自我介绍，但它却能以无声的语言起到自我宣传、自我推销和说服招聘单位录用的作用。因此，对于求职者而言，书面求职甚为重要。

### 一、求职信的写作方法

求职信是个人求职意愿的反映，一般都由开头部分、主体部分及结尾三部分组成。

（一）开头部分

开头部分说明写信的目的。一般包括称呼、问候语、求职缘由和意愿等。称呼要写用人单位的全称；问候语一般写“您好”。求职缘由和意愿要根据具体情况而定。

如果是看到用人单位的招聘信息而应聘的，称为“应征性求职”。该类求职是应用人单位招聘广告而写。所以，首先说明是在什么地方看到了目标单位的招聘广告，然后说出对该工作的兴趣，并肯定你能满足招聘广告所提出的各项要求。“申请性求职”指无以上原因，而直接向用人单位申请者。申请性求职信的开头可直接写该封求职信的具体目的，表明自己想寻找什么样的工作和自己所具备的从事该工作的知识和能力。

撰写开头部分时要注意应用一些写作技巧，以便在开头部分就能抓住目标单位的注意。常见的求职信开头的书写方法：赞扬目标单位近期取得的成就或发生的重大变化，同时表明自己渴望加盟的愿望。如果能提及一两位能使目标单位敬仰的人，便更能引起对方的注意。或者根据目标要求的技能，直接简要陈述自己的工作能力，表明自己有足够的能力做好此项工作。

（二）主体部分

主体部分是求职信的主要部分，需详细阐述求职者的资格和能力，重点概述自身所具有对目标工作有用的知识和技能。内容主要包括求职资格、工作经验、相关社会经历和个人素质等。

另外，如果目标单位在招聘时要求写明薪金待遇，作为求职者，应该在这一部分提出对薪水的要求，对于该类问题，求职者一定要做到心中有数。薪金要求过高，会把对方吓跑；薪金要求过低，又无法体现自身个人价值。薪金的数目应该根据自身能力和市场行情而定。最后，应该提及一下求职者的个人简历，提醒对方查阅附加材料，以进一步加强目标单位对求职者的注意。

（三）结尾部分

结尾部分往往请求对方给予面谈机会。写作口气要自然，不可强人所难。

知识链接

**求职信示例**

尊敬的某护理部主任：

您好！

我叫王丽丽，就读于某高等专科学校护理专业，系统学习了医学基础知识、护理基础知识和相关护理临床知识，系统性完成现代护理学的专业学习任务，如护理管理学、护理礼仪、护理伦理、老年护理等课程，学习成绩优秀，曾连续三年获得校级奖学金。此外，我已拥有全国计算机等级二级证书、CET-6级证书、中级育婴师合格证等。在某三甲医院实习的一年中，我积累了一定的临床护理经验。同时本人拥有较好的人际沟通能力、慎独能力及团队合作意识。如果我有幸加入贵医院，我将在您的领导下和大家一起为提高医院的护理质量奉献自己应有的力量。现将我的个人简历与相关证明材料一并附上，期望您能给我面试的机会。谢谢！

此致

敬礼！

求职人：王丽丽

2017年7月1日

## 二、个人简历的写作方法

写个人简历要尽可能做到格式化，因为个人简历不仅仅是一份资料，同时也是向用人单位进行自我推销的商业性文件。按照具体格式进行书写，一方面有助于强调个人简历的重点，使材料简洁明了，具有较强的说服力，另外也可以避免内容的遗漏。个人简历包括三个主要部分：介绍个人概况，说明本人求职目标、资格和能力，附加参考证明。

### （一）介绍个人概况

把自己的基本情况做一简单介绍。用一目了然的格式、简洁的语言说明个人的基本情况，内容主要包括姓名、性别、民族、政治面貌、籍贯、最后学历、通信地址、联系方式及求学和工作经历等。撰写时要注意以下几个方面。

1. 姓名必须和其他相关资料与证件如身份证、学生证、毕业证等相吻合，文字保持一致，以免引起招聘单位的误解和不必要的麻烦。

2. 不要忽略性别，要及时填写。

3. 年龄注意要和身份证的年龄相符。

4. 通讯地址和联系方式一定填写对方在工作时间内便于找到的方式。目前，一般填写内容多为电话或者邮箱。如果填写电话，最好填写自己随身携带的手机或住宅电话号码。如果是邮箱，求职者一定要经常打开邮箱查阅，以免错失应聘机会。另外，通信地址一定要详细填写，以免耽误进一步的应聘。

5. 个人简历一般都要求应聘者附贴免冠照一张。照片应为近期照，并能体现出求职者的端庄大方，切不可随手贴上一张学生照或生活照，以免给人以不严肃、漫不经心、办事马虎之嫌。

### （二）说明本人求职目标、陈述求职资格和能力

1. 求职目标　指求职者所希望谋求到的工作岗位。该项可以用一两句简短、清晰的话来说明。求职目标要尽可能充分体现自己在该项方面的优势和专长，尽量把选择目标描述到具体科室或部门，以增加被录用的机会。例如，写“本人性格外向，具有良好的人际交往和有效沟通

的能力，能胜任产品的市场开拓工作”，就比“本人有较强的综合素质能力，可以胜任多方面工作”更具体、更有针对性，也更有助于招聘单位进行筛选。

2. 求职资格和工作能力　是个人简历的重要组成部分。该部分陈述的语气要积极、坚定、有力、中肯，具有相当强的说服力。可以适当列举一些具有说服力的自身事例，但不应让人产生疑问。其中学历、工作经历及相关的资料信息是这一部分的主要内容。应届毕业生，受教育的经历就是主要优势，应该详细进行陈述：①按时间顺序列出自初中到目前最后学历每一阶段学习的起止日期、学校名称、所学专业、各阶段证明、是否曾经担任学生干部等具体职务；②特别要醒目地列举出与目标单位所招聘的岗位、专业、能力或要求相关的各种教育、训练及取得的成绩；③要标明或列出在上学期间所获得的各项奖励和荣誉。另外，对于一些比较注重实践经历的招聘单位，一定要将上学期间的实习、兼职或社会实践等经历列出。对于一个学生而言，在校期间，参加或组织的各项社会活动对他无疑是一笔相当丰厚的财富。它可以表明自身的组织能力、交际能力、创造能力等综合素质。充分而又得体地表现自己，无疑会为求职的成功助一臂之力（表 8-1）。再就业的求职者，以往的工作经历则是求职的主要优势，因此对工作经历的陈述就要作为重点。陈述经历一定要真实全面，按时间顺序把每一阶段的工作情况列出，包括工作单位、工作起止时间、工作部门、具体工作岗位、所取得的成绩等。填写时要注意以下几方面。

**表 8-1　护士个人简历示例**

<table>
<tr><td>姓名</td><td>王丽丽</td><td>性别</td><td>女</td><td>出生年月</td><td>1996 年 10 月</td><td rowspan="4">照片</td></tr>
<tr><td>民族</td><td>汉</td><td>政治面貌</td><td>中共党员</td><td>身高</td><td>168cm</td></tr>
<tr><td>学制</td><td>三年制</td><td>学历</td><td>大专</td><td>户籍</td><td>河北省</td></tr>
<tr><td>专业</td><td>护理学</td><td colspan="2">毕业学校</td><td colspan="2">某医学高等专科学校</td></tr>
<tr><td colspan="7">技能、特长或爱好</td></tr>
<tr><td>外语等级</td><td colspan="2">已经获得国家大学英语六级合格证书。有较好的听、说、读、写能力，具有较好口头交流能力。</td><td>计算机</td><td colspan="3">获得国家级计算机二级等级证书。并能熟练使用 Word、Excel 及 Powerpoint 等自动化办公软件，熟练掌握有关数据库的使用，能熟练掌握中英文打字。</td></tr>
<tr><td colspan="7">个人履历</td></tr>
<tr><td>时　间</td><td colspan="2">受教育单位</td><td colspan="4">经　历</td></tr>
<tr><td>2008.9-2011.7</td><td colspan="2">某市某初中</td><td colspan="4">担任班长职务</td></tr>
<tr><td>2011.9-2014.7</td><td colspan="2">某市某高中</td><td colspan="4">担任学习委员职务</td></tr>
<tr><td>2014.9-2017.7</td><td colspan="2">某医学高等专科学校护理系</td><td colspan="4">担任兼系学生会主席</td></tr>
<tr><td colspan="7">联系方式</td></tr>
<tr><td>通讯地址</td><td colspan="3">××××</td><td>联系电话</td><td colspan="2">××××</td></tr>
<tr><td>E-mail</td><td colspan="3">×××@163．com</td><td>邮编</td><td colspan="2">×××</td></tr>
<tr><td colspan="7">自我评价</td></tr>
<tr><td colspan="7">本人性格开朗，具有良好的思想品德，学习积极上进。大学期间，连续三年获得校级一等奖学金，课余时间积极参加学校组织的各种义诊等社会实践活动。有较强的责任心、团队意识和工作能力，专业基础较为扎实，知识面较广，善于独立思考，善于与他人进行沟通与交流。在校期间，获得多项市级、校级荣誉，得到学校一致好评。</td></tr>
</table>

（1）工作单位：一般情况下要翔实填写，如果不方便透露可仅说明目前工作单位的性质，如“省级中学”“广告公司”等。

（2）工作部门：要说明具体的工作性质、职责和职务，不要过于笼统，但也不要把自己的工作重要性过分、过大描述。

（3）工作成绩：最能展示个人能力的恐怕莫过于工作当中所取得的成绩和荣誉，这一部分也是用人单位最为看重的和看得最多的。所以，表述时一定要注意表述有力。如果有其他特长，在介绍该特长时，一定要注意将该特长与招聘目标联系起来，并说明该特长与目标工作的关系和作用，这样也能增加被录用的机会。

（三）附参考性证明材料

为增加简历的真实性和可信性，可在结尾附上有助于求职成功的相关证件和资料，如：

（1）毕业证，是求职者多年来辛勤耕耘的最好证明，也是本人文化水平的最有力物质载体。

（2）有关证件，包括各种奖励证书、英语水平证书、计算机考级证书、各种技能水平测试证书、资格证、培训证等。这些均是求职者综合素质的体现，对求职者求职是否成功有很大的帮助。

（3）学术成就，特别是将与目标工作有关的代表性材料进行展示，如科研成果、专利证书、设计作品、发表的论文、撰写的论著、科研课题等。

（4）主要的社会活动及兼职聘书等。

（5）如果有知名专家、教授、权威人士或原单位领导的推荐信，则会起到事半功倍的效果。

## 三、书面求职材料的礼仪要求

（一）外观整洁、格式规范

求职信作为首次与用人单位接触的传递个人信息的正式文件，是求职者信息真实、完整、准确的反映。在格式化写作的基础上完成相关内容的陈述时，在书写款式、字体种类、字迹色彩、书写材料及外观上不可忽视。书写款式要大方、自然，求职信中的称谓、开头问候语、正文、结尾应酬语、祝颂词、署名及时间等都应合乎书信的写作规范，注意其结构、层次、顺序和书写格式。用纸用料、笔墨颜色也要体现出应有的礼节。信纸要选用白色、质地优良的纸张，避免色彩太艳或印有卡通图案的信纸，做到庄重、整洁、大方。应使用黑色、蓝色钢笔书写，不要用圆珠笔或红色笔书写，以免被认为不严肃。

（二）字迹工整、词句精练

求职信主要靠文字来表达内容，文字书写不仅要让人看懂，还要让人看着赏心悦目、心情愉快。这也可直接体现礼貌和尊重别人的美德。求职信要做到字迹工整、清晰，用词规范，禁止错别字、潦草字和涂改，以免给人留下不严肃、不踏实、草率、马虎、不尊重他人人格等不良印象；求职信中词句要准确、通顺，条理要清晰、简洁，避免拖沓、冗长、乏味的叙述。用词要规范，表达要恰当，不要矫揉造作，故意堆积华丽的辞藻，以免给人留下浮夸的印象。

（三）实事求是、真诚取信

求职信是自我能力展示的广告，通过阅读求职信，可以使用人单位获知求职者能做什么、为什么能做、怎么做等。所以，求职信一定要提供令人信服的事实，要真实地概括个人的基本情况、学历、资历、能力和求职动机。重点强调自己的优点和强项，至于自己的不足或者弱项，可以在适当的时候一带而过。不要说自己无所不能，更不要谎报文化程度。这不但不利于求职，还有损自己的形象，而且是对对方的欺骗和不尊重。

（考点：书面求职材料的礼仪要求）

# 第3节 面试求职礼仪

**案例 8-2** 小王在参加某医院的招聘时，考官让她将椅子挪近一点，当时她并没有在意，挪椅子时发出较大的响声，结果她失去了这份工作。事后这位护生深有感触地说："我当时把求职可能遇到的细节问题都注意到了，衣着整洁干净、得体大方，自荐材料精美，回答问题也干脆利落，但没想到考官要我挪椅子竟然也是在考我。"

**问题：** 1. 小王面试时为什么会失败？

2. 面试中的礼仪规范有哪些？

面试是一种经过组织者精心设计的在特定场景下以考官与考生面对面交谈、观察等双向沟通的方式，是由表及里测评考生的知识、能力、经验等相关素质的一种考试活动。在参加护士招聘面试中，需要掌握三个原则：实事求是、随机应变、自圆其说。其中，后两者体现了灵活性的特点，但必须以实事求是为前提和基础。要在短暂的面试时间里更充分地展示自我，就需要应聘者在面试前做好充分的准备。

## 一、面试前的准备

### （一）做好心理准备

求职面试时，大多数人都会有忐忑不安、不知所措的心理状态。如果在面试前做好充分的心理准备，可缓解面试时的心理压力，从而有助于面试成功。应聘者在面试前可以采取以下几种方式来缓解面试时的心理压力。

1．了解自我　面试的时间一般都比较短暂，如何充分利用有限的时间，给招聘者留下积极、肯定而又深刻的印象就显得尤为重要。人贵有自知之明，应聘者不仅要知道自己的优点，还要认识自己的不足。面试前可以把自己的优点和不足一一列举并写在纸上。面试时对于自己的优点要尽量发挥好，而不足之处则要在面试中加以注意，做到扬长避短。

2．充满自信　自信是求职者面试前必须具备的心理素质。自卑而又胆怯者，在紧张而又短暂的面试过程中，做到举止大方是很困难的。因此，应聘者在面试前应熟记自己的各项求职资格和工作能力，可以反复大声朗读，或者在熟人或朋友面前多次陈述，直到把所有的内容倒背如流，达到能够轻松自如地表述为止。还可通过随时提醒自己该目标岗位对于自己的重要性，来强调自己求职的迫切心态。最后，提醒自己不要随便否定自己，这次求职不成功，下次还可以继续努力。

3．提前熟悉面试环境　如有可能，事先到即将面试的地点看看，熟悉环境可以缓解面试时的紧张情绪。

### （二）保持良好的身体状态

健康的体魄既是体现个人全面发展的重要标志，也是顺利完成学习和工作的个人必要条件。因此，求职者平时就要养成良好的卫生习惯和健康的生活方式，积极参加体育锻炼，保持自身良好的身体状态，从而在面试时给招聘单位一种精力充沛、健康向上的感觉，提高被录用的成功率。

### （三）培养扎实的专业基础

培养扎实的专业基础不仅是面试前应注意准备的内容，同时也是护生在校学习期间应该不断努力的方向。学生在校期间应发奋学习，培养刻苦钻研、精益求精的学术作风，注重技能训练，练就一技多能甚至多技多能，从而在应聘时展现较好的专业素质和形象。

（四）适当了解招聘单位的情况

俗话说，“知己知彼，百战百胜”。求职者在求职之前，不仅要对自己有一个全新的认识，还要了解用人单位的有关情况，了解其需要什么样的职员。面试前需要了解的有效信息包括三个方面：一是用人单位的信息，主要包括单位的性质、规模、产品、效益、发展前景、招聘岗位、招聘人数等；二是用人条件的信息，包括对招聘人员的性别、年龄、学历、阅历、专业、技能的具体要求和限制；三是用人待遇的信息，包括工资、福利、补贴、假期等。

（五）面试时着装与仪容的准备

面试常常是个相对短暂的时间，要想在短短的面试中给招聘者留下良好的印象，求职者的仪容仪表至关重要。因此，面试前，求职者一定要注重面试服装与仪容的准备，给招聘者留下良好的印象。

1. 着装　求职者服装得体，讲究搭配，展现出正统而不呆板、活泼而不轻浮的气质，遵循“朴素典雅”的原则。男性以穿着深色或色调反差小、款式稳健的套装西服为宜，配以整洁的衬衫和对比不强烈的同一色系领带。天气较热，也可只着衬衣，面料以棉、麻、精纺或混纺为好，色调以柔和为佳，最好是黑色的正装皮鞋，严禁穿无包头、包跟的凉鞋和拖鞋。较好的面试着装是深重色西装、白衬衫、深色裤子、黑色皮鞋，领带的图案和色泽不可太过于招摇，以纯色、条纹等图案为佳。

女士以穿着得体的裙装或套装为宜。天气冷时，西装或短外套比较合适，冬装也要选择简洁明快的，不要穿运动装、牛仔装、T恤、透明的纱质或轻薄面料的服装，以免给人以不庄重之感。鞋子应以不露脚趾的中跟皮鞋为宜，着裙装时应配以与肤色相近的连裤丝袜。需要着护士服，在穿着时就一定要严格遵循护士服的着装要求。

2. 仪容　面试时，男士应保持头发干净、清爽、卫生、整齐。发型宜简单、朴素，鬓角要短。一般以庄重、大方的短发为主导风格，要求前不盖额、侧不遮耳、后不及领。还要注意将胡须刮净。男士一般不提倡涂脂抹粉和使用香水。不要有头屑；指甲不要过长；袖口不要发黑、发黄等。女士要保持端庄、干净的形象，发型应端庄、简约，避免滥用饰物。如果必须使用发卡之类饰物时，应遵循朴实无华，选择蓝、黑、棕等较深的颜色。女性的颜面修饰在面试时显得尤为重要，颜面修饰不仅包含了自尊自爱的含意，更是对交往对象的尊重。女士的颜面修饰，应以表现年轻女性的特质为佳，素面朝天给人以不拘小节，甚至懒散的感觉，浓妆艳抹则给人以过分招摇和俗气的感觉。所以，颜面修饰要清晰、素雅，色彩和线条的运用要“宁淡勿浓”，恰到好处。香水的选择要与气质相匹配，味宜淡雅，闻上去给人以舒畅的感觉。指甲要干净、整洁，修剪要得体，长度要适中，最好不要使用指甲油。

从饰物上看，手指上佩戴一枚戒指即可，无须过多佩戴饰物。女性还可以再佩戴款式简单的纱巾或披肩、精致的手链或项链。面试时，求职者与招聘者之间往往距离比较近，因此，求职者面试前一定要沐浴，确保体味清新，以免因不注意个人卫生而使身体散发出异味而造成招聘者的不快。求职者还要注意口腔卫生，面试前不要食用大蒜、韭菜等带有强烈异味的食物，以免因异味引起招聘者的反感。必要时，可以喷口腔清新剂或咀嚼口香糖以减少口腔异味，但在与人交谈时避免咀嚼口香糖。在面试时，因握手、呈递个人资料等均要使用双手，要注意双手的清洁。

（考点：面试前的准备）

## 二、面试中的礼仪

### （一）注重仪表举止、树立美好形象

面试时，面试者得体的仪表举止、高雅的谈吐，能体现其良好的文化修养、精神面貌、审美情趣和性格特征，有助于在招聘者面前建立良好的第一印象。因此，毕业生在求职面试前，一定要精心设计自己的仪表形象，仪表修饰应做到整洁、庄重、正规。在面试时，面试者的举止应遵循自然潇洒、大方得体、文明礼貌、优雅动人的原则。另外，在面试过程中，求职者的语言、语音、语气、语调、语速一定要规范，并要把握好言谈的内容。求职者的言谈应遵循礼貌、标准、连贯、简洁的原则。

### （二）面试基本礼仪

1. 守信守时　守信守时是一种美德，亦是一个人良好素质和修养的表现。所以，准时到场面试是最基本的礼仪。迟到，会给人以言而无信、随便马虎、缺乏责任心、我行我素、无组织无纪律的印象；过早到达招聘地点，又给人以很焦急而不自在的感觉。的确因为客观原因或某些特殊原因无法准时到场时，应及早通知面试方并表示歉意。一旦迟到，应主动陈述原因，表述要简洁，致歉要诚恳。为防止迟到，求职者最好提前10～20分钟到达面试地点附近；到面试时间时再进入面试地点，这样做可以避免迟到，也可以稍作休息以稳定情绪。

2. 对接待人员要以礼相待　对候试室或面试室门口的接待员要以礼相待，注意细节，恰当地表达礼貌，多使用“请”、“谢谢”等礼貌用语。在等待时，不要旁若无人，随心所欲。对接待员熟视无睹，往往给人留下极其恶劣的印象。对接待员的询问应礼貌地给以回答，但切不可贸然与之闲聊，以免妨碍他人工作，引起不满。求职面试时，应该注意给所有人都留下好印象。

3. 进入面试室时要先敲门，被请入室　面试时，首先要礼貌地敲门，待准入后方可进入。即使房门虚掩或处于开放状态，也应轻轻叩击以示进入。得到准许后，方可轻轻推门而入，然后转身将门轻轻关好。

4. 主动向面试人员问好　进门后，求职者应主动向面试者微笑并点头致意，礼貌问候：“您好！”“见到您很高兴”之类的话语。对于求职者而言，不主动向面试官打招呼或对对方的问候不予回答都是失礼的行为。

5. 必要时要行握手礼　与面试者主动打招呼后，有可能面试者会首先伸手行握手礼，求职者此时应积极相迎，给予礼貌的回握。一般情况下，如果面试者没有主动握手，求职者不宜主动行握手礼仪，除非求职者为女性，主动握手可以显示女士的开放和友好。

6. 对方“请坐”时再入座　在面试者还没有请求职者入座的情况下，不要自己主动落座，要等面试者请你就座时再入座。否则会被视为傲慢无礼。入座前，应表示感谢，并坐在指定的座位上。如果没有指定的座位，应挑选一个面试者面对面的座位，以便于交谈。另外，要特别注意采取正确的坐姿。当面试者与求职者谈话时，求职者必须采取身体略前倾的姿态，以示求职者在认真倾听他人谈话，这也是尊重对方的交谈技巧之一。当然，如果是异性之间的交谈，不宜过分屈就，以免使人感到不庄重或有轻浮的误解。

7. 自我介绍的礼仪　自我介绍是求职面试中相互了解的基本方式。求职者作自我介绍时，应注意：①准备充分：应事先把自我介绍的讲稿拟好，并背得滚瓜烂熟。同时还要结合演讲技巧，使面试者听来既有深刻的印象，又能感受到轻松自然的氛围。②充满自信，举止大方：自我介绍时，要充满自信、落落大方、态度诚恳。③语言幽默，轻松自然：介绍过程中，适时地

使用幽默的语言，能缓解面试时的紧张气氛，并能加深面试者的印象。④注意自尊和自谦：自我介绍时，切勿神态得意洋洋，目光咄咄逼人，给人一种不可一世、骄傲自大、目中无人的印象。应做到语气平和、目光亲切、神态自然，充分体现自尊、自谦的良好形象。⑤内容有针对性：自我介绍的内容要言而有物，要针对性地重点介绍与应聘岗位相关的内容。切忌大话、空话，以免给面试者造成自我炫耀之感。

（三）面试交谈礼仪

通过面试时的交谈，可以使面试者感受到求职者的基本素质和业务水平，并由此决定是否录用，因此，遵循面试中的交谈礼仪是非常重要的。

1. 自谦有礼　谈话过程中要注意语气平和、语调适中、语言文明，必要时可以适当使用专业术语，让对方感觉到求职者具有良好的专业素质和个人修养。避免过于谦虚或夸夸其谈。对于不懂或不清楚的问题，不要不懂装懂。回答面试者的问题时，要表现出从容镇定、温文尔雅、有问必答、谦虚诚恳。对于在应答时一时答不出的问题，不要一言不发，可以从话外题中缓冲一下，同时迅速搜集答案。如果确实找不到答案，先回答自己所了解的，然后坦率承认其中有些问题还没有经过自己的认真思考。在这种时刻，面试者可能关注的并不完全是问题本身的答案，而包括面试者解决问题的过程。

2. 仔细倾听　倾听是语言沟通中的技巧之一。面试时，当面试者提问或介绍情况时，求职者应抓住对方讲话的内容仔细聆听。求职者应用目光注视面试者，以示专注。还可以通过配合点头或者巧妙地插入简单的话语，赢得面试者的好感。如“是的”“对”“您说得对”等。这样可以提高对方的谈话兴趣，从而使自己获得更多的信息，以有助于面试在和谐、融洽的气氛中进行。注意不要在面试者发言时贸然打断其说话，失礼于人。

3. 善于思考　在回答面试者所提出的问题之前，求职人员要在自己的脑海里将思绪梳理一下。对自己所说的话稍加思考后再给以回答。如果有些问题还没有想清楚，就绕开该话题不说或者少说，切勿信口开河、夸夸其谈、文不对题、话不及义，这些都会给人以一种缺乏涵养的感觉。尤其是当面试者要求你就某个问题发表个人见解时，就更应慎重。

4. 突出重点　回答面试者的问题时要突出重点，对于用人单位感兴趣的话题可以多讲，不感兴趣的地方少讲或不讲；简单的问题边问边答，复杂的问题边思考边回答，使面试者感觉到求职者既反应灵敏又很有思想。

（四）面试告别礼仪

1. 适时结束　一般情况下，面试没有明确的时间限制。但应聘者必须知道，面试其实是根据不同情况具有时间限定的。交谈时间短了，不足以展示自我能力；时间过长又易造成面试者的疲惫甚至反感。所以，为了在有限的时间内提供有效的信息，面试前面试者应想好交谈的话题，把必须说的问题简洁、有力地交代完毕后，便可准备结束。特别是当面试者说：“你的情况我们已经了解了，今天就到这里吧”，“谢谢你对我们工作的支持”，“谢谢你对我们单位的关心”等时，求职者即可站起身，露出微笑，握手道谢，然后离开，以给对方留下一个积极、良好的印象。

2. 保持风度　求职者在面试的整个过程中都应该保持镇静的情绪，特别是在获知失败后，更应该注意维持自身的最佳风度，控制好自我情绪，不要显出灰心和气馁。面试者仍应面带微笑，握手告别，保持最后的礼节，做到善始善终。有些时候，或许会因为你最后的礼节打动面试者，而扭转了面试结局。

3. 礼貌告别　面试结束后，无论结果如何、有无录用希望，告辞时都应向对方诚挚道谢。

这既是礼仪要求，也是体现求职者的真诚和修养的最后机会，这对于最终是否会被录用起到一定的影响。告别时可以根据具体情况，决定是否与面试者握手告别。

（考点：面试中的礼仪）

## 三、面试后的礼仪

求职者往往非常注重面试前和面试中的礼仪规范，而对于面试后的礼仪要求往往忽略。面试结束后一两天之内，求职者可以向曾经面试过的单位发一封致谢函。致谢函要简洁明了，一般不超过一页纸。此种做法一方面可以表示求职者的谢意，体现对对方的尊重，另外一方面也可以重申自己对该工作的渴望和能够胜任该工作的能力，并表示为了该单位的发展会尽其所能。这样的致谢函会使对方加深对求职者的印象，增加其竞争力。求职过程中遵循相应的礼仪规范，可以帮助求职者增加求职成功的机会。因此，要重视和学习相应的求职礼仪规范。

（考点：面试后的礼仪）

## 四、面试技巧和禁忌

### （一）面试技巧

1．准备技巧

（1）做好面试前的心理准备：有些护生在求职过程中，心里总有些忐忑不安。究其原因，还是准备工作做得不够。护生求职前要做好充分准备，才会充满信心地去应对面试。在面试中，许多护生感到紧张、担心，应做好积极的心理调适。心理准备就是要正确认识自己、认识社会、认识岗位，克服各种心理障碍，沉着冷静应对面试。护生面试应提前20分钟到达，仓促上阵、气喘会加剧紧张心理。可充分利用卫生间里的镜子，放松心情，整理仪表，增强自信心。

（2）做好面试前的言语准备：注意培养言语表达能力。言语是人们交流的主要工具，无论对求职面试，还是对今后顺利开展工作都意义重大。面试同其他社会交往一样，是以言语表达思维，进行互相沟通的社会行为，所以社会所认可的言语表达能力是求职面试应具备的基本要求。护生良好的言语表达能力，首先具有标准性，即能用普通话进行交流。我国地域广阔，方言众多，日常生活中不少人习惯于用地方方言交谈，妨碍了交流。言语准备主要包括尽量争取使用普通话交谈，速度适中、表达流利、用词得当，富有感染力，而且要吐字清晰、语调得体、音量适中、音色悦耳，说话时声音要自然，体现真实、自然、不卑不亢的良好个性。对面试内容的准确回答，是护生言语表达能力的核心。通过言词丰富、内容充实的语言表达可以反映出见识和能力潜质，这是护生面试成功的关键。

2．交谈技巧　面试竞争无疑是激烈、紧张、充满挑战性的。护生面对强手如林的竞争者，面对目光凌厉的主考官，不免产生紧张压力感，这是正常的反应。面试中，护生要进行积极的心理暗示，消除消极的心理暗示，充分发挥自己特长和优势，展示个人潜力，力求打动考官，使考官感到你“行”、“棒”，并要把这种内心潜在的东西塑造成形象，展现在考官面前。即使自己从未考虑过的岗位，也不要慌张，要沉着冷静，机智应对。护生的自信会坚定考官的选择。

（1）把握重点，条理清楚。通常回答问题，护生应先讲对这个问题的基本观点，然后逐一用论据加以论证、解释，但论证的要点一般不要超过3点。这样做有利于自己组织材料，又能给主考官一个头脑清晰、思路明了的好印象。使听者先知道结论，便可以安心地听下去。如果参加合资、外资医院的面试，而主考官是外国人，那么说话就更应直截了当。因为外方人员最讨厌把结论放在后面讲。

（2）讲清因果，形象生动。主考官提问总是想了解一些应聘者的具体情况，护生切不可简单地仅以“是”、“否”作答。针对所提问题的不同，有时需要解释缘由，有时需要说明阐述。

（3）搞清提问内容，切忌答非所问。面试中，护生如果对考官提出的问题，一时摸不着边际，不知从何答起或难于理解对方问题的含义时，可请对方将问题重复一遍，并先谈对这一问题的理解，请教对方确认内容。对不太明确的问题，一定要搞清楚。这样才会有的放矢，不会文不对题，答非所问。

（4）扬长避短，显示潜力。面试讲话时，可适度把语速放慢、言谈诚恳，给人一种博学多才、见多识广的良好印象。

（5）正确运用语言。护生与主考官交谈时，要全身放松，面部表情自如。注意语音、语调、语气的正确应用，不卑不亢。谈话时，护生要注意吐字清晰，发音准确，说话干净利落，喉部要放松，减少尖音，要适当控制说话的速度，以免磕磕绊绊，忌说半截话。根据面试现场情况调整说话音量，以每个考官都能听清讲话为原则。

（6）形成自己的风格和见解。考官往往接待若干名求职者，相同的问题也会问若干遍。因此，主考官会有乏味、枯燥之感。护生只有具有独到见解和个人特点的回答，才会引起对方的兴趣和注意。独特的谈话风格和交谈方式能让人获得信任和尊重。

（7）恰当地谈自己。面试时中肯地回答对方的问题，让对方觉得你虽然在谈自己，但是仍然是以他为中心。学会使用“我也……”的谈话技巧。当你向主考官述说你和他共同的经验和想法时，对方自然会把你视为朋友，不要只谈自己。树立对方意识，换位思考，推己及人，谨慎应对。

（二）面试禁忌

1. 缺乏信心　缺乏信心，是因为怕落聘。假设护生的学识才能是基本符合要求的，那么缺乏信心就是一种自卑心理的表现。缺乏信心的表现很多，其总的特征是瞻前顾后、缩手缩脚、小心翼翼、顾虑重重。成功来源于自信，心理坦然、态度自然，说话实事求是，才有可能正常发挥自己的学识和能力水平，甚至于超常发挥，取得成功。

2. 打扮不得体　“得体”与“不得体”是相对概念，在不同时间、地点、氛围下，得体与不得体之间会发生相互转化，如穿泳装上班是不得体的，但穿衬衫、长裤跳进游泳池同样也是不得体的。得体与不得体有一条可操作性的原则，那就是仪表打扮要与自己在某一时刻所扮演的角色身份及所处的环境相符。当护生以一个学生身份去求职时，不应过分刻意装扮，花枝招展。

3. 夸夸其谈　护生在应聘面试中，应实事求是，不撒谎、不吹牛，虚假语言总会招致别人的反感。最令人反感的就是护生夸夸其谈。大包大揽的话，平时听起来很痛快、很舒心，说话人也颇能引起别人的好感。但是在面试中，却要万分慎重。谁都免不了要夸些海口说些大话，但这些话一定要着边际，在自己力所能及的范围内。夸夸其谈，其实质还是回避问题，因而又会被认为是不诚实、不坦率的表现。

4. 以自我为中心　护生在面试过程中，有相当多的机会谈论自己，但一定要有分寸，适可而止。以自我为中心的人，一时打开话匣子就无法收拾，但可能因此将自己表露太多，引起考官的反感。

5. 抢答　有的护生为了获取主考官的好感，总喜欢抢着表现自己，如在谈话上往往喜欢试图控制对方。记住，在求职面试时，无论当时多么激动兴奋，无论见解多么独到超群，无论别人的看法或观点多么不够成熟或近于荒谬，求职者都必须尽量避免插嘴。只有这样，主考官才不至于因为你的打岔而感到心中不快。

6. 唠叨　说起话来没完没了的人，令人厌烦。再者，言多必失，往往会坏事。所以，护生说话也要有所节制，该长则长，该短则短。要注意观察考官的神态，对方不想再听的话，应及时止住。否则，会引起考官反感。

7. 迟钝　主考官最怕遇上反应迟钝的求职者。有的护生在面试中一问一答，不问就一言不发，是不妥当的。如果护生给主考官留下反应迟钝的印象，面试肯定会失败的。

8. 争辩　护生不要把面试谈话变成争论或争辩，过于激烈地维护自己，这是面试的大忌。

9. 提幼稚问题　在面试场上，提问的权利不光是主考官才有，考生也可以问，如询问工作状况及工资待遇。发问之前，先想想自己的问题是否合适，是不是主考官早已回答或解释过的。千万不要问一些幼稚的问题，令主考官感到费力而心塞。

10. 扮鬼脸　有的护生总在脸上表露出对别人说话的反应，或惊喜，或遗憾，或愤怒，或担忧，表达这些情绪时，他们总是歪嘴、眨眼、皱眉、瞪眼、耸鼻子，形成一种习惯表达方式。在面试中，夸张的面部表情有害无益，过于兴奋的夸张表情，会使主考官认为你过于虚假，善于伪装，会演戏，心理上感觉难受。

11. 乱幽默　护生面试时能恰如其分地表现幽默感当然很好，如果不善于表现幽默最好别去冒险。因为面试地点毕竟不是开玩笑的场所，弄不好会给主考官留下一个轻浮的印象。

**知识链接**

**护士求职面试时最常见的问题**

1. 你为什么选择护士这个职业？
2. 护士工作很辛苦，你能坚持吗？
3. 举例说明你怎样解决生活中的一个难题？
4. 与领导意见不一致时如何表达？

（考点：面试技巧和禁忌）

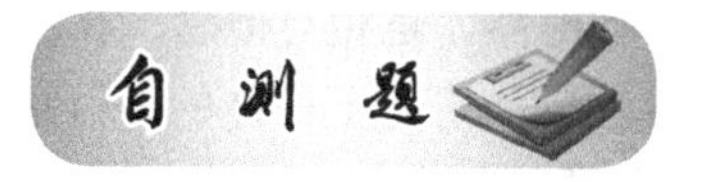


**一、名词解释**

1. 求职礼仪　　2. 面试

**二、填空题**

1. 个人简历一般包括三个主要部分：__________、__________、__________。

2. 面试礼仪包括__________、__________、__________。

**三、选择题**

$A_1/A_2$ 型题

1. 下列哪项是求职礼仪的特点（　　）
   A. 礼貌性　　B. 目的性
   C. 情感性　　D. 保密性
   E. 宽容性

2. 参加护士招聘面试时需要掌握的原则是（　　）
   A. 实事求是　　B. 从俗原则
   C. 平等原则　　D. 敬人原则
   E. 自信原则

**四、简答题**

1. 书面求职材料的礼仪要求有哪些？
2. 面试者在面试中应遵循哪些应试礼仪技巧？
3. 面试后应注意哪些礼仪要求？

（任　乐）

# 第9章 涉外礼仪

## 第1节 涉外礼仪的概述

**案例 9-1** 俄罗斯籍患者，女，40岁，骨外伤手术后入院进行康复治疗。住院后和理疗护士小刘约好第二天上午8:00开始先做推拿，后做针灸等其他项目。第二天早晨小刘因堵车迟到，见患者面显不悦，为缓和氛围，急忙开始边做推拿边和患者攀谈，问询了患者有关婚恋状况、收入多少、子女学校、对总统看法等问题，患者都没有直接回答，并提出能否更换医护人员。

**问题：** 1. 患者为什么要更换医护人员？

2. 如果我们是护士应如何处理？

新的历史时期，国际体系和国际秩序正经历深度调整，中国与世界的关系正发生深刻变化，我国与国际社会的互联互动变得日益紧密，涉外医疗工作在我国医护工作中的比重不断增多。护理工作者在涉外医护工作中如何维护自身形象，如何恰当地与患者沟通交流，将成为现代护理工作的重要组成部分。

### 一、涉外礼仪及其特点

涉外礼仪，是涉外交际礼仪的简称，是指在长期的国际交往中，逐步形成的用以维护自身形象、对交往对象表示尊敬与友好的约定俗成习惯做法。涉外工作关乎国家荣誉和利益，关乎民族尊严，任何单位及个人在涉外活动中都要遵守一定的礼仪规范。

涉外礼仪是我们参与国际交往所遵循的惯例，主要具有两大基本特征：一是规范性，规范就是标准，国际交往中要遵守国际惯例；二是对象性，在对外交往中，对不同的人，有不同的要求，内外有别，要注意规矩，避免引起歧义和误会。

### 二、涉外礼仪的基本原则

#### （一）维护国家形象

在参与涉外交往活动中注重个人形象，时刻牢记国家和民族利益高于一切，提醒自己是国家、民族、单位组织的代表。在国际交往中，既不应该表现得畏惧自卑、低三下四，也不应该表现得放肆嚣张、狂傲自大，言行应做到从容得体、一视同仁、不卑不亢，时刻维护国家形象。

#### （二）注重仪容仪表

讲究仪表与衣帽整洁。妆容得体，并按交际场所或交际需要着装。礼服、领带或领花应结好，佩戴端正。在人前避免不雅动作，如打喷嚏、擦鼻涕、咳嗽，打喷嚏时应用手帕、餐巾纸捂口鼻，面向一旁，避免发出大声响。

（三）行为举止得当

举止大方得体，态度和蔼端庄，说话时精神饱满自然，面带微笑。站、坐、走都要符合常规，说话客气，不随便与人攀谈，注意身份。

（四）遵守公共秩序

遵守公共秩序，在图书馆、博物馆、医院、教堂等公共场所都应保持安静，不随意打搅、指责他人。在重要场合，如举行仪式、看演出等，要遵守秩序，保持肃静。

（五）遵时守约诚信

信守承诺，言行一致。遵守约定、按时到达是国际交往的基本礼节。参加各种活动，应按约定时间到达，避免迟到、早到。如不能如约到达，要及时向主人和其他客人表示歉意，不能得过且过，避而不谈。因故不能赴约，要尽早通知主人，并表示歉意，做到不失约、不超时。与人约定的事情不能遗忘，必须讲“信用”，并及时兑现承诺。

（六）尊重个人隐私

在国际交往中，要充分尊重个人隐私。凡涉及对方政治信仰、人生经历、收入、年龄、健康、婚恋状况、家庭住址等均属个人隐私，在交谈中应避免涉及，做到“有所不为”。

（七）遵循女士优先

成年男女在进行社交活动时，男士有义务主动遵循“尊重妇女、女士优先”原则。如进入电梯，男士礼让女士先入。

（八）融入当地风俗

俗即习俗，即风俗习惯。因国家、地域、种族、历史和文化的不同，人们在衣、食、住、行及交往等方面都有各自的精神文化方面的传承。在涉外交往中，要了解和尊重对方所独有的风俗习惯，熟悉对方在衣食住行、言谈举止、待人接物等方面所特有的讲究与禁忌，避免少见多怪，妄加非议，也不能以我为尊、我行我素，真正做到尊重交往对象。

（九）遇事求同存异

在国际交往中尊重、了解交往对象的礼仪、风俗、习惯、禁忌，理解和尊重礼仪及风俗上的差异，避免在沟通交往中产生误会。在遵守国际惯例的基础上取得共识，促进沟通。

（考点：涉外礼仪的基本原则）

## 第2节 涉外交往基本礼仪

### 一、着装礼仪

涉外人员在国外参加活动，主要分为三类场合，即公务场合、社交场合和休闲娱乐场合，各类场合对着装也有着不同的要求。

（一）公务场合着装礼仪

涉外工作人员在正式的公务场合应以套装、套裙、制服为主，着重体现“严谨得体”的庄重风格。女士以套装、套裙为主，着白色衬衫、肉色丝袜及深色高跟皮鞋，不宜佩戴过分夸张的首饰。男士以藏蓝色、灰色西服套装为主，着白色衬衫，佩戴领带或领结，脚穿深色袜子及深色皮鞋。

（二）社交场合着装礼仪

涉外工作人员在社交场合，如观看演出、参加聚会、舞会、出席宴会等社交活动时，着装可以体现具有“地域特色”的时尚风格，主要以时装、礼服及具有国家及民族特色的服装为主，避免着制服及便装。

（三）休闲娱乐场合着装

涉外人员在参加健身运动、游览观光、商场购物、街市漫步、户外活动等休闲娱乐时，着装应着重体现“清新自然”的舒适风格，以运动系列、户外系列、休闲系列服装为主，同时以运动鞋、休闲鞋搭配。

（考点：涉外交往着装礼仪）

## 二、迎送礼仪

（一）确定迎送规格

在涉外接待活动中，无论来访者是个人还是团体都应先确定接待规格。依照惯例由来访的外宾级别确定相应的接待规格，接待人员按照以外宾对口、对等为原则，由我方安排身份相当的领导及工作人员参与接待，以示对来宾的尊重。

（二）选择迎送方式

在涉外交往活动中，视来访客人身份、访问活动的性质和来访目的及两国间关系等因素，来选择相应的迎送方式。在我国普通的迎送方式一般分为隆重迎送及一般迎送两种。隆重迎送适用于国家领导人、元首及政府首脑的正式来访，通常要举行隆重的欢迎及送别仪式。一般迎送适用于普通的代表团及普通人员访问。对应邀来访的客人必须安排相应的工作人员进行迎送。

（三）主动介绍来宾

涉外活动中，迎接人员与客人见面时，应互相介绍。按照惯例可由负责礼宾交际的工作人员，先将前来欢迎的人员介绍给来宾，也可以由欢迎人员中身份最高者介绍。外宾初访时往往比较拘谨，主人应主动与来宾寒暄。

（考点：涉外交往迎送礼仪）

## 三、餐饮礼仪

（一）宴请礼仪

1. 宴请地点　外宾一般视下榻的宾馆为自己“临时的家”，宴请时应注意尽量选择来宾下榻以外的宾馆进行宴请，在“来宾家里”宴请来宾是不合适的。

2. 宴会标准　在外事接待惯例的基础上，根据来宾身份、两国间关系等确定宴请规格及接待标准。确定菜肴种类时，可按照来宾所属国家文化传统及民族习惯定制，也可选择兼具本国及当地民族特色的菜肴。

3. 准备工作　宴请前应先确认来宾，准备宴会请柬、讲话稿，确定接待人员及接待规格，确定餐具、酒水、菜肴、用餐顺序及宴会后送别。

（二）赴宴礼仪

1. 衣着整洁　在参加涉外活动的宴会时，男士可着西装、打领带或领结，女士可穿套装衣裙，化淡妆，可佩戴首饰。仪表端庄整洁是对主人及来宾的礼貌表示。

2. 按时参加　接到请柬后应准时赴宴，不宜早到也不要迟到。如有事不能赴宴或可能迟到的情况应提前通知，避免发生让主人及其他来宾等候过久而引起不快的情况。

3. 按规定入座　参加宴请时有座位卡的按照卡上的名字入座，没有座位卡时可随服务人员引导入座，切不可自行随意乱坐。入座时，应遵循年长者、身份高者和女士优先的原则。

（三）西餐礼仪

1．座位排序　西餐就餐在排列席位时，一般应遵循恭敬主宾，面对门为上，以右为尊，女士优先，距离定位，交叉排列的原则。多桌就餐时，桌次的高低以距离主桌远近而定；客人席位的高低，以距离主人座位远近而定，右高左低，男女交叉；男、女主宾席位应分别紧靠女主人和男主人位置的右侧，以示恭敬，方便照顾。

2．餐巾使用　正式宴会一般提供的餐巾较大，可以将餐巾打开后对折，并将开口朝外置于膝上。如果是较小的餐巾可以完整地展开覆盖在大腿上。餐巾可以用来擦拭嘴唇、手及手指，也可以用来吐出鱼骨头或水果的果核等。在吐鱼骨头或水果的种子时，应先用餐巾遮住嘴，然后用手拿出来或留在叉子上，最后再放在餐盘上。如果直接吐在餐巾内，应将餐巾向内折起，同时提醒服务生换上一条新的餐巾。使用餐巾擦汗或是擦鼻涕，或是将口红整个印在餐巾上等都是不对的。如果有事暂时离席，一般应将餐巾折叠好放置在椅子上，用餐结束时如有主宾或长辈在座，一定要等他们拿起餐巾折叠时才能跟着将餐巾简单折叠摆放在桌上。

3．餐具使用　西餐在进餐时，餐盘应在中间，刀子和勺子放置在餐盘的右边，叉子放在左边。用餐时，右手拿刀或勺，左手拿叉，右手端杯。刀叉有不同规格，吃肉时，都要使用大号的刀，吃沙拉、甜食或一些开胃小菜时，要用中号刀。叉或勺一般随刀的大小而变。喝汤时，要用大号勺，而喝咖啡和吃冰激凌时，则用小号为宜。如食用某道菜不需要用刀，也可用右手握叉。忌讳用自己的餐具为他人来布菜。盘子已空，仍需要用餐，可以将刀叉呈“八”字形分开放置，如果将刀叉并排放在餐盘的同一侧则表示用餐结束。

4．用餐方法　西餐进餐顺序习惯上是冷盘、汤、热菜、甜点及水果。面包应在上汤后食用。吃面包时，首先用手将面包掰成几小块，用刀抹上果酱或黄油，抹一块，吃一块。不宜用叉子叉着吃或用手拿着整个的面包吃。喝汤时不能发出声音，必须使用汤勺喝汤，不可端起汤盘直接喝汤。吃肉类时（羊排、牛排、猪排等）一般都是大块的。吃的时候，首先用刀、叉将肉切成小块，吃一块，切一块。不要一下子全切了，也千万不要用叉子把整块肉夹到嘴边，边咬、边咀嚼、边吞咽。吃鱼时不要把鱼翻身，吃完上层后用刀叉剔掉鱼骨后再吃下层。吃有骨头的肉时，如果骨头很小时，可以用叉子把它放进嘴里，在嘴里把肉和骨头分开后，再用餐巾盖住嘴，把骨头留到叉子上然后放到碟子里。用手去剔鱼刺、鸡骨或将骨头、果壳等吐在餐桌上都是有失礼貌的行为。

（考点：涉外交往餐饮礼仪）

## 四、馈赠礼仪

馈赠是一种非语言的重要交际方式。得体的馈赠，可以起到沟通双方情感的作用，可以给交际活动锦上添花。掌握馈赠目的和遵循的原则，才能真正发挥馈赠在交际中的重要作用。

（一）选择礼品礼仪

1．突出礼品的纪念性　在涉外交往中，礼品是传递友情或表达敬意的媒介，具有纪念意义的礼品是沟通双方感情的桥梁。在国际交往中，不送贵重礼品是基本原则，贵重的礼品会让收礼者产生受贿之嫌。选择礼品时考虑具有纪念意义的礼品更能赢得受礼者的欢迎。

2．体现礼品的民族性　向国际友人赠送礼品，可以选择具有民族特色及地域特色的礼品。具有中国特色的礼品可以选择中国书画、茶叶、民族手工制品、中国筷子、中国丝绸、蜡染、文房四宝等，别具特色的礼品会让受礼者身心愉快。

3．明确礼品的针对性　送礼的针对性，是指赠送礼品时要充分了解受礼人的性格、爱好、修养与品位，同时考虑因人、因事而异。因人而异，指的是选择礼品时，应考虑受礼者的性格、爱好及品位。因事而异，则指明确活动目的及意义，根据不同情况选择所赠送的礼品要有所区别。

4．重视礼品的差异性　向外国人赠送礼品时，要注重了解受礼人所在国的风俗及禁忌，避免有悖对方的风俗习惯。在挑选礼品时，注重考虑涉外礼品的差异性，做到“择礼六忌”：一是有关礼品品种的禁忌；二是有关礼品色彩的禁忌；三是有关礼品图案的禁忌；四是有关礼品形状的禁忌；五是有关礼品数目的禁忌；六是有关礼品包装的禁忌。

（二）赠送礼品礼仪

1．注重礼品包装　在涉外交往中，选择好馈赠的礼品的同时也要进行包装的选择。礼品的包装是礼品的有机组成部分，选择包装时所用的材料，要尽量择优而用，同时要考虑收礼人的风俗习惯。精美的包装不仅表达了对受赠者的重视，同时具有艺术性和高雅情调的包装，也显现出赠礼人的文化和艺术品位。

2．把握馈赠时机　在涉外交往中，送礼的最佳时机应对具体情况进行具体分析。依照国际惯例，如果准备向主人赠送礼品，一般应当选择会见后，在起身告辞之时。向交往对象道喜、道贺时的礼品，可以选择在双方见面之初相赠。出席宴会时向主人赠送礼品，可在起身辞行时进行，也可选择在餐后水果时赠送。为表达谢意专门给接待人员、工作人员准备的礼品，应在抵达当地后尽早赠送。

3．掌握馈赠方式　在涉外交往中，赠送礼品可以根据情况，选择当面亲自赠送及委托他人转送。一般情况下，送给外国友人的礼品，大都由送礼人亲自当面交给受礼人。向重要的外籍人士赠送礼品、贺礼、喜礼时，也可以专程派遣礼宾人员前往，或通过外交渠道转送。委托他人转送礼品时，应附上一张送礼人的名片，名片可以放在写有受礼人姓名的信封里。向外国人赠送礼品时尽量不要采用邮寄的方式。

（三）接受馈赠礼仪

1．欣然接受　在与外国友人交往中接受对方礼品时，受赠者应目视对方，面带微笑，双手接受礼品，然后与对方握手，并且郑重向对方道谢。不宜推来推去，过分客套。在接受礼品时，不可面无表情，或单独用左手接受礼品。

2．启封赞赏　按照国际惯例，受礼人在接受礼品后应当面拆启包装，并认真欣赏，同时要面带微笑，适当赞赏。中国人大多比较含蓄，往往不习惯当面打开礼品，但在许多西方国家，接受礼品后若不当场启封，或草率打开，丢置一旁，不理不睬，都会被视为极其失礼的行为。

3．事后再谢　受礼人在接到赠送的礼品后，特别是较为贵重礼品后，应在1周之内通过写信或打电话等形式向对方正式致谢。

（考点：涉外交往馈赠礼仪）

## 第3节　部分国家习俗礼仪和禁忌

### 一、部分国家的习俗礼仪

（一）英国

英国称为绅士之国，讲究文明，注重修养。注意衣着打扮，讲究什么场合穿什么服饰。见面时对尊长、上级和不熟悉的人用尊称，亲友和熟人之间常用昵称。初次相识的人相互微笑、握手，在大庭广众之下，一般不行拥抱礼，男女之间除热恋情侣外一般不手拉手走路。

英国人不愿意吃带黏汁的菜肴。忌用味精调味，也不吃狗肉。口味不喜欢太咸，对甜、酸、微辣味偏爱。喜欢用烧、煮、蒸、烙、焗和烘烤等方式烹制菜肴。

英国人普遍喜爱喝茶，“下午茶”是一种必不可少的生活习惯。不喝清茶，要在杯里倒上冷牛奶或鲜柠檬，加点糖、再倒茶制成奶茶或柠檬茶。他们喜欢喝威士忌、苏打水，喝葡萄酒及香槟酒，有时也饮用啤酒和烈性酒，彼此间不劝酒。

（二）美国

在美国，如果要登门拜访，必须先打电话约好。被邀请做客时，应该预备小礼物。在朋友家做客时，用座机打长途电话要经过主人同意，离开的时候，要留下电话费。想抽烟时，必须征得周围人的同意，不能随心所欲。

大多数美国人喜欢在自己家里宴请客人，而不习惯在餐馆请客。不喜欢清蒸和红烩菜肴。不喜欢过烫过热的菜肴，味道忌咸，稍以偏甜为好。喜欢喝可口可乐、啤酒、矿泉水、威士忌、白兰地等。不喜欢人在自己的餐碟里剩食物。喜爱中国的苏菜、川菜、粤菜。

（三）法国

法国人热情开朗，衣着讲究。

法国人讲究服饰美，特别是妇女穿得非常时尚，特别喜欢使用化妆品，光口红就有早、中、晚之分，是世界上最讲究打扮的。

法国是世界上最早公开行亲吻礼的国家。和法国人约会必须事先约定时间，并准时赴约，不宜迟到或早到。送鲜花给法国人也是很好的礼品。法国人在公共场所不能有懒散动作，不能大声喧哗。

法国烹调世界闻名，用料讲究，花色品种繁多，口味特点香浓味原、鲜嫩味美。法国人烹调时用酒比较重，肉类菜烧得不太熟，有的肉最多七、八分熟，牡蛎一般都喜欢生吃。配料喜欢用蒜、丁香、香草、洋葱、胡萝卜等。他们不吃辣的食品。

（四）德国

德国人纪律严明，讲究信誉，待人热情。

德国人重视称呼，如果称呼不当，通常会令对方大为不快。和德国人交谈时，切勿疏忽对“您”与“你”这两种人称代词的使用。称“您”表示尊重，称“你”则表示地位平等、关系密切。

德国人注意衣着打扮，外出时候必须穿戴整齐、清洁。约会准时，时间观念强。待人热情、好客、态度诚实可靠。宴席上，男子坐在妇女和地位高的人的左侧，女士离开和返回饭桌时，男子要站起来以示礼貌。

德国人最爱吃猪肉，其次才能轮到牛肉。以猪肉制成的各种香肠，令德国人百吃不厌。如果同时喝啤酒和葡萄酒，要先喝啤酒，然后再喝葡萄酒，否则被视为有损健康。

（五）俄罗斯

俄罗斯人性格开朗、豪放、集体观念强。

俄罗斯人和人见面时大多行握手礼和拥抱礼。他们还有施吻礼的习惯，在不同场合，对不同人员，有一定的区别。朋友之间，或长辈对晚辈之间，以吻面颊者为多。男子对特别尊敬的已婚女子，一般多行吻手礼。吻唇礼一般只是在夫妇或情侣间流行。

主人给客人吃面包和盐，是尊重和欢迎的表示。一般对晚餐要求较简单，对早、午餐较重视。乐于品尝不同风味的菜肴，菜肴喜欢熟透和酥烂。应邀去俄罗斯人家里做客时可带上鲜花或烈性酒，送艺术品或图书作礼品也是受欢迎的。他们重视文化教育，喜欢艺术品和艺术欣赏。所以，和他们谈论艺术是个很受欢迎的话题。

（六）日本

日本人非常重视个人的礼仪修养，在待人接物及日常生活中都表现得谦恭有礼，给足别人面子，不使人感到尴尬。

日本人初次见面不谈工作，而只是作相互引见，进行自我介绍并互赠名片，自我介绍的话说完后大都会加一句“请多关照”。日本人见面行鞠躬礼，同时表示问候。日本人等级观念很重，上下级之间、长辈晚辈之间界限分得很清楚。

在正式宴会上，日本人若有急事会悄然离去而不作正式告别，他们认为作正式告别可能会扰乱宴会气氛，是对其他宾客的不礼貌行为。到日本人家里做客，到门厅时应摘下帽子和手套，并脱去鞋子。客人通常给女主人带去一束花，同时带上一盒点心或糖果。

日本人很看重人情，与他们交往时要重视赠送礼物。对日本人来说，送礼作为形式比内容更为重要，所以互赠的礼物不必太贵重（首次会晤，一般赠送商业性礼物），双方礼物价值相当即可。日本人很重视礼品的包装，未经包装的礼品不要送出。包装要精美大方，包装纸禁用暗灰、黑白等色。因为这些色调表示悲哀，大红也不宜使用。浅色宣纸包装的礼物会令人觉得格调高雅。

（七）韩国

韩国人见面时的传统礼节是鞠躬。晚辈、下级走路时遇到长辈或上级，应鞠躬、问候，并站在一旁，让其先行，以示敬意。鞠躬礼节一般在生意人中不使用。和韩国官员打交道一般可以握手或是轻轻点一下头。女人一般不与人握手。

在社会集体和宴会中，男女分开进行社交活动，甚至在家里或在餐馆里都是如此。被邀请到家吃饭或赴宴时，应带小礼品，最好挑选包装好的食品。做客时，主人不会让你参观房子的全貌，不要自己到处逛。

韩国人用双手接礼物，但不会当着客人的面打开。不宜送外国香烟给韩国友人。酒是送韩国男人最好的礼品，但不能送酒给妇女，除非你说清楚这酒是送给她丈夫的。在赠送韩国人礼品时应注意，韩国男性多喜欢名牌纺织品、领带、电动剃须刀等。女性喜欢化妆品、提包、手套、围巾等。孩子则喜欢食品。如果送钱，应放在信封内。

若有拜访必须预先约定。韩国人很重视交往中的接待，宴请一般在饭店或酒吧举行，夫人很少在场。

## 二、部分国家的习俗禁忌

（一）英国

英国人忌讳用人像、大象、孔雀作服饰图案和商品装潢。他们认为大象是愚笨的，孔雀是淫鸟、祸鸟，连孔雀开屏也被认为是自我吹嘘和炫耀。

英国人忌讳“13”这个数字。还忌讳“3”这个数字，忌讳用同一根火柴给第3个人点烟。

和英国人坐着谈话忌讳两腿张得过宽，更不能跷起二郎腿。如果站着谈话不能把手插入衣袋。忌讳当着他们的面耳语和拍打肩背，忌讳有人用手捂着嘴看着他们笑，认为这是嘲笑人的举止。忌讳送人百合花，他们认为百合花意味着死亡。

（二）美国

美国人对握手时目视其他地方很反感，认为这是傲慢和不礼貌的表示。忌讳向妇女赠送香水、衣物和化妆用品。

美国人忌讳别人冲他伸舌头，认为这种举止是污辱人的动作。他们讨厌蝙蝠，认为它是吸血鬼和凶神的象征。忌讳数字“13”、“星期五”等。忌讳问个人收入和财产情况，忌讳问妇女婚否、年龄及服饰价格等私事。忌讳黑色，认为黑色是肃穆的象征，是丧葬用的色彩。特别忌讳赠礼带有你公司标志的便宜礼物。因为这有义务做广告的嫌疑。

（三）法国

法国人忌讳黄色的花，认为是不忠诚的表现。忌讳黑桃图案，认为不吉祥；忌讳墨绿色，因第二次世界大战期间德国纳粹军服是墨绿色。忌讳仙鹤图案，认为是蠢汉和淫妇的象征。不送香水或化妆品给恋人、亲属之外的女人，因为这些他们认为象征着过分亲热或是图谋不轨。

（四）德国

在公共场合窃窃私语，被认为是十分无礼的。在德国，蔷薇专用于悼亡，不可以随便送人。德国人忌讳茶色、红色、深蓝色。服饰和其他商品包装上忌用纳粹标志。

（五）俄罗斯

和俄罗斯人说话，要坦诚相见，不能在背后议论其他人，更不能说他们小气；对妇女要十分尊重，忌讳问年龄和服饰价格等。

俄罗斯人不吃海参、海蜇、墨鱼、木耳。偏爱“7”，认为“7”预兆会办事成功，“7”还可以给人们带来美满和幸福。

俄罗斯人认为兔子是一种怯弱的动物，如果从自己眼前跑过，那便是一种不祥的兆头。忌讳黑色，认为黑色是丧葬的代表色。因此，对黑猫更为厌恶，并视黑猫从自己面前跑走是不幸的象征。

（六）日本

日本人在数字方面很忌讳“四”和“九”，因日文“四”和“死”同音，“九”和“苦”同音。绿色被日本人认为是不吉利的颜色。

日本人视荷花为不祥之物，因其有祭奠之意。向日本人送花时不宜用菊花，因为菊花是皇室专用花卉。日本人认为狐狸和獾是贪婪、狡诈的象征，所以不宜送他们以狐狸、獾为图案的饰品。

在与日本人交谈时，不要边说边指手画脚，别人讲话时切忌插话打断。在日本，用手抓自己的头皮是愤怒和不满的表示。在交谈中，不要打听日本人的年龄、婚姻状况、工资收入等私事。对年事高的男子和妇女不要用“年迈”“老人”等字样，年事越高的人越忌讳。

日本人在饮食中的忌讳也很多。一般不吃肥肉和猪内脏，也有人不吃羊肉和鸭子。招待客人忌讳将饭盛得过满过多，也不可一勺就盛好一碗。

（七）韩国

韩国人与年长者同坐时，坐姿要端正。由于韩国人的餐桌是矮腿小桌，放在地炕上，用餐时，宾主都应席地盘腿而坐。若是在长辈面前应跪坐在自己的脚底板上，不能把双腿伸直或叉开，这会被认为不懂礼貌或侮辱人。

未征得同意前，不能在上级、长辈面前抽烟，不能向其借火或接火。吃饭时不要随便发出声响，更不许交谈。进入家庭住宅或韩式饭店应脱鞋。在大街上吃东西、在人面前擦鼻涕，都被认为是粗鲁的。

照相在韩国受到严格限制，军事设施、机场、水库、地铁、韩国国立博物馆及娱乐场所都禁止拍照，在空中和高层建筑拍照也都在被禁之列。

# 自测题

一、名词解释

涉外礼仪

二、填空题

涉外礼仪的两大基本特征分别是 ________ 和 ________。

三、选择题

$A_1/A_2$ 型题

1. 在迎送方式中不适宜选择“隆重迎送”方式的有（　　）
   A. 政府首脑　B. 国家领导人
   C. 国家元首　D. 一般学者
2. 涉外礼仪的基本原则错误的是（　　）
   A. 维护国家形象　B. 遵时守约诚信
   C. 遇事强迫一致　D. 融入当地风俗
3. 在西餐礼仪中，男、女主宾席位应分别紧靠女主人和男主人的什么位置，以示恭敬，方便照顾（　　）
   A. 左侧　B. 右侧
   C. 左右两侧　D. 以上都可以
4. 在宴请礼仪中，不适宜宴请外宾的地点是（　　）
   A. 当地民族风格特色酒店
   B. 外宾所属国特色酒店
   C. 本国高规格酒店
   D. 外宾下榻的宾馆
5. 涉外工作人员在观看演出、参加聚会、舞会等社交场合，应避免的着装是（　　）
   A. 民族特色服装　B. 时装
   C. 礼服　D. 制服及便装
6. 在用餐时，餐巾的使用方式不对的是（　　）
   A. 用来擦汗或是擦鼻涕
   B. 用来吐出鱼骨头
   C. 用来吐水果的果壳
   D. 用来擦拭嘴巴、手及手指
7. 在西餐礼仪中，表示用餐结束时刀叉应如何放置（　　）
   A. 刀叉分别放在餐盘的两侧
   B. 刀叉并排放在餐盘的同一侧
   C. 刀叉分别放在餐盘的上侧
   D. 刀叉呈“八”字形分开放置在餐盘上面
8. 在接受外国友人赠送的礼品时，不恰当的行为是（　　）
   A. 面带微笑，双手接受礼品
   B. 用左手接受礼品
   C. 当面赞赏
   D. 当面拆启包装
9. 世界上最早公开行亲吻礼的国家是（　　）
   A. 中国　B. 日本
   C. 法国　D. 俄罗斯

四、简答题

1. 涉外礼仪的基本原则是什么?
2. 馈赠礼品时应注意的“择礼六忌”都有哪些?

（章　颖）

# 实训指导

## 实训1　护士仪容礼仪实训

### 一、化妆实训

化妆其实就是对自身容貌的一种修饰和美化。为了增强自信，更好地突出护士的职业美感，适度的化妆对护士来说必不可少。

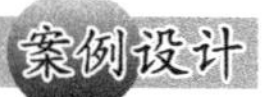


李怡是一名刚参加工作的新护士，医院要求护士上班要化妆，李怡第一天上班时唇色太红，同事提醒了她，她立马把唇色改浅，看起来自然端庄。

**讨论：** 1. 护士工作妆的要求是什么？

2. 化妆的步骤是什么？

［实训目的］

1. 了解　护士化妆的目的。
2. 熟悉　护士职业妆化妆步骤。
3. 掌握　护士职业妆化妆技巧。

［实训准备］

1. 环境准备　宽敞、明亮。
2. 用物准备　化妆品、护肤品、化妆工具、纸巾、镜子、化妆棉和卸妆液等。
3. 教师准备　洗手，着装得体。
4. 学生准备　学生课前复习好课程内容。洁面、护肤、别好发带暴露面部等。实训时班级学生分成若干组，每组5～6人。

［操作流程及护理配合］

**实训表1-1　护士职业妆操作流程及护理配合**

| 操作流程 | 护理配合 |
|---|---|
| 1. 七步洗手 | 七步洗手法洗手 |
| 2. 检查 | 检查用物是否齐全及化妆品有效期；检查化妆工具是否清洁；检查面部是否已经清洁并涂上护肤品 |
| 3. 实施 | |
| （1）底妆 | 用海绵或手指以点、按、揉、压的方式由内而外地涂满整个面部 |
| （2）定妆 | 用粉扑或散粉刷蘸取粉后以轻按或扫的方式进行定妆 |
| （3）眉妆 | 先用眉粉在修好的眉毛上顺着眉毛的生长方向晕染，再用眉笔轻轻描画补充 |
| （4）眼妆 | |

续表

| 操作流程 | 护理配合 |
| --- | --- |
| 1）涂眼影 | 用眼影刷将大地色系眼影均匀地呈扇形涂抹在靠近眼睫毛的上眼皮上，眼影一层层晕染，可在眉骨突出部分加上浅色眼影，突出眼部的立体感 |
| 2）画眼线 | 顺着睫毛根部用黑色或深棕色眼线笔从眼尾向眼角的方向描画，下眼线只画外眼角的 1/3 或 1/2 |
| 3）涂睫毛膏 | 先用睫毛夹将睫毛分 3 段夹卷翘，再用黑色的睫毛膏呈“Z”字形从根部向外涂 |
| （5）唇妆 | 用唇线笔先画出唇形，用唇刷直接将唇膏或唇彩直接涂满嘴唇（唇线内），唇角也要涂到 |
| （6）腮红 | 打在微笑时苹果肌的最高点 |
| （7）检查妆面 | 看眉毛、眼线、眼影、腮红是否对称、均匀、自然 |
| （8）梳理发型 | 用梳子将发型梳理整齐 |

［实训评价］

**实训表 1-2 护士职业妆实训评价表**

| 班级 | | 姓名 | | 学号 | | 时间 | |
| --- | --- | --- | --- | --- | --- | --- | --- |
| 考评项目 | 护士职业妆 | | | | | | |
| 考评内容 | 考评标准 | | | 分值 | | 得分 | |
| 妆容 | 妆容清淡典雅自然和谐，符合礼仪标准 | | | 70 分 | | | |
| 发型 | 发型与脸型及气质相符，符合礼仪标准 | | | 20 分 | | | |
| 职业态度 | 考核过程中严谨认真 | | | 10 分 | | | |
| 总　分 | | | | 100 分 | | | |

［注意事项］

1．化妆品过期及变质均不能用。

2．化妆工具要定期清洗。

3．不能当众化妆或补妆；不能与人共用化妆品；不随意评论别人的妆面；不浓妆艳抹并及时补妆；不带妆睡觉。

［实训作业］

假如您是一名护士，请给自己化一个职业妆并梳理出适合自己脸型的护士职业发型。

## 二、表 情 实 训

表情是人的思想感情和内在情绪的外露，脸部则是人体中最能传情达意的部位。而在人的千变万化的表情中，眼神和微笑是最具礼仪功能和表现力的。

**案例设计** 王伯是一位气管切开的患者。早上，李怡微笑着来到病房，用亲切的眼神凝视着患者，语气温柔地说：“王伯，早上好。”王伯看着李怡，眼睛笑弯弯的，并轻轻地点了点头，好像在说：“早上好，李护士。”

**讨论：**1．表情在临床工作中的作用是什么？

2．微笑和眼神应该如何练习？

［实训目的］

1．了解　表情的特点。

2．熟悉　表情在临床中的应用。

3．掌握　正确的微笑礼仪和眼神礼仪。

［实训准备］

1．环境准备　宽敞、明亮。

2．用物准备　镜子、筷子。

3．教师准备　穿戴整齐，检查面部及牙齿清洁。

4．学生准备　学生课前复习好课程内容。穿戴整齐，检查面部及牙齿清洁。实训时班级学生分成若干组，每组5～6人。

［操作流程及护理配合］

**实训表1-3　护士表情礼仪操作流程及护理配合**

| 操作流程 | 护理配合 |
| --- | --- |
| 1．七步洗手 | 七步洗手法洗手 |
| 2．检查 | 检查个人卫生、发型及妆容 |
| 3．实施 | |
| （1）微笑训练 | |
| 1）咬筷子练习法 | 对着镜子练习，用门牙轻轻咬住木筷子，把嘴角对准木筷子，两嘴角翘起，连接嘴唇两端的线要与木筷子在同一水平上。保持这种状态10秒后，轻轻拔出木筷子，维持原状态 |
| 2）口型对照法 | 通过一些常用的发型、口型，找到适合自己的最美的微笑状态。比如发“一”“茄子”“呵”“肥”等音 |
| 3）情绪回忆法 | 通过回忆自己的往事，幻想自己将要经历的美事引发微笑 |
| 4）他人诱导法 | 同桌、同学之间互相通过一些有趣的笑料、动作引发对方发笑 |
| （2）眼神训练 | |
| 1）瞪的练习 | 全身放松，精神高度集中却不紧张。两眼集中精力，紧盯一点。如可以双手手背向上慢慢上移，随着手背的突然翻转，使眼睛一下子瞪大有神 |
| 2）转的练习 | 头不动，眼珠分别朝0点、3点、6点、9点的方向转到极点，感受不同注视角度。而后顺时针方向极力转9圈，再逆时针转9圈 |
| 3）追的练习 | 眼睛瞪大不眨，头不动，眼球随着一个动态的东西移动。比如盯看蚊虫、飞鸟，追踪它们的飞行轨迹。也可以用眼球运动画字母“M”“O”等，跟着眼神写出的字母位置不断变化，这样可以让眼神变得有神起来的 |
| 4）综合训练 | 对着镜子，结合以上练习体会注视的角度、方法及区域。想象镜子里是和你交流的人，用不同的眼神注视他，体会眼神传递的感情 |

［实训评价］

**实训表 1-4 护士表情实训评价表**

| 班级 | | 姓名 | | 学号 | | 时间 | |
|---|---|---|---|---|---|---|---|
| 考评项目 | 护士表情礼仪 | | | | | | |
| 考评内容 | 考评标准 | | | | 分值 | | 得分 |
| 笑容 | 笑容亲切自然、大方得体，符合礼仪标准 | | | | 50 分 | | |
| 眼神 | 眼神准确表达内心情绪，符合礼仪标准 | | | | 40 分 | | |
| 职业态度 | 考核过程中严谨认真 | | | | 10 分 | | |
| 总　　分 | | | | | 100 分 | | |

［注意事项］

1．微笑及眼神训练时注意微笑和眼神礼仪。

2．眼神训练间隙用眼远望，看绿色的东西。为了保护眼睛，可以多吃动物的肝脏及富含维生素 A 的食物。

3．注意牙齿及用眼卫生。

［实训作业］

1．每天早上给自己一个微笑，找到适合自己的微笑程度。

2．购物时，观察导购员的眼神和态度之间的关系。

## 实训 2 护士服饰礼仪实训

护士的服饰礼仪即护士的着装，它既是一门艺术也是一种技巧。护士的着装具有特殊的象征意义，良好的服饰礼仪能够帮助护士树立良好的职业形象。

**案例设计** 李怡是一名新晋护士，马上要去附属医院上班了。李怡非常重视，为了成为一名美丽的护士，李怡在头天晚上特意把医院统一发的工作服进行裁剪，勾勒出美好的身材。可是上班第一天她却被护士长批评说着装不雅。

**讨论**：1．李怡的着装存在什么问题？

2．怎样的着装才符合护士的服饰礼仪要求？

［实训目的］

1．了解　护士服饰礼仪的目的。

2．熟悉　护士的着装原则。

3．掌握　护士着装的具体要求。

［实训准备］

1．环境准备　宽敞、明亮配有大镜子的阶梯教室或形体房。

2．用物准备　护士燕帽（圆帽）、护士服、护士鞋、发网、发卡。

3．教师准备　着工作服，衣帽整洁得体。

4．学生准备　学生学前复习好课程内容。实训时班级学生分成若干组，每组 5～6 人。

[操作流程及护理配合]

**实训表 2-1 护士服饰礼仪操作流程及护理配合**

| 操作流程 | 护理配合 |
| --- | --- |
| 1. 七步洗手 | 七步洗手法洗手，修剪指甲，取下手上配饰 |
| 2. 检查 | 检查衣服尺码是否合适及整洁程度、完好程度，扣子是否齐全。鞋子是否跟脚 |
| 3. 实施 | |
| （1）护士服 | 衣长过膝，冬装袖长至腕为宜。夏装为裙式，配肉色丝袜，冬装配白色长工作裤，腰带平整松紧适宜，衣扣扣齐 |
| （2）燕帽 | 帽子前沿距发际 3～5cm，轻巧地扣在头顶，两边微翘，前后适宜。戴帽后用白色发卡别住，以低头或仰头时不脱落为宜 |
| （3）圆帽 | 短发直接佩戴，长发需用小发卡或网套盘起。头发前不遮眉，后不外露，帽缘平整，边缝置于后脑 |
| （4）护士鞋 | 尺码合适，鞋子跟脚，坡度适宜，便于行走 |
| （5）口罩 | 吸气时以口罩内形成负压为宜，戴眼镜的同学鼻梁位置应捏紧防止呼出的蒸汽模糊镜片影响视力 |
| 4. 对镜整理着装 | 衣领捋好，内衣的领边、袖边不外露，戴好胸牌及胸表 |
| 5. 检查着装成果 | 学生间相互督促、检查，纠正不恰当的地方 |

[实训评价]

**实训表 2-2 护士服饰礼仪实训评价表**

| 班级 | | 姓名 | | 学号 | | 时间 | |
| --- | --- | --- | --- | --- | --- | --- | --- |
| 考评项目 | 护士服饰礼仪 | | | | | | |
| 考评内容 | 考评标准 | | | | | 分值 | 得分 |
| 护士服 | 干净平整无皱，庄重大方合体。衣扣扣齐，长短合适（以刚过膝为宜），袖至腕部，腰部宽松，腰带平整，内衣的领边、袖边均不外露。工作牌端正地佩戴在左胸上方 | | | | | 40 分 | |
| 燕帽 | 帽子前沿距发际 3～5cm，轻巧地扣在头顶，两边微翘，前后适宜。戴帽后用白色发卡别住，以低头或仰头时不脱落为度 | | | | | 10 分 | |
| 圆帽 | 整理发型，头发全部放在圆筒帽内。短发直接佩戴圆筒帽，长发用小发卡或网套盘起后再佩戴，前不遮眉，后不外露 | | | | | 10 分 | |
| 护士鞋 | 保持洁白干净，袜子均以浅色、肉色为宜，应与护士鞋保持协调一致 | | | | | 10 分 | |
| 口罩 | 口罩戴的位置高低松紧要适宜，佩戴口罩应完全遮盖口鼻，戴至鼻翼上一寸，四周无空隙 | | | | | 20 分 | |
| 职业态度 | 考核过程中严谨认真 | | | | | 10 分 | |
| 总　分 | | | | | | 100 分 | |

[注意事项]

1. 在工作场所必须着护士服，着工作服时需维护护士的职业形象。
2. 护士及护生不得在工作、学习场所外着护士服。
3. 护士的衣服、鞋帽需及时清洗、消毒、更换。

[实训作业]

作为一名护生，要如何培养良好的护士服饰礼仪？

# 实训3 护士行为礼仪实训

行为举止能展现一个人的良好精神风貌，也是个人的内在素养的具体体现。因此，应对自己的行为举止进行严格的训练。

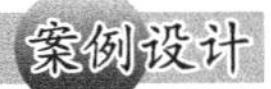


护理专业学生毛敏，对护理专业非常感兴趣，希望以后做个患者喜欢的好护士，但是自己平常的行为举止自由散漫惯了。因此，希望通过护理礼仪的学习，使自己的行为举止优美、优雅。

**讨论：**1. 请找出毛敏同学存在的主要问题？

2. 如何帮她纠正这些不好的行为举止？

［实训目的］

1. 了解　手势和行礼。

2. 熟悉　基本站姿、坐姿、走姿、蹲姿。

3. 掌握　护士站姿、坐姿、走姿、蹲姿、持病历夹、端治疗盘、推治疗车和搬放椅子。

［实训准备］

1. 环境准备　环境宽敞明亮，四面墙壁均安装有镜子。

2. 用物准备　椅子、书、纸、治疗车、病历夹、治疗盘。

3. 教师准备　着装整齐，修剪指甲。

4. 学生准备　着装整齐，修剪指甲，熟悉基本行为礼仪和护士行为礼仪的内容，做到心中有数。实训时班级学生分成若干组，每组5～6人。

［操作流程及护理配合］

**实训表3-1　基本行为礼仪操作流程及护理配合**

| 操作流程 | 护理配合 |
|---|---|
| 1. 着装整齐 | |
| 2. 站姿训练：先训练基本站姿，然后变换其他站姿。训练方法可采用靠墙训练、背靠背训练、顶书训练、提踵训练 | 身体挺拔，自然、平稳、挺胸、收腹、提臀，两脚距离合适 |
| 3. 坐姿训练：面向镜子，进行入座、坐姿、离座训练 | 坐下和离座时，上身直立，臀部向下，重心变换平稳；准确把握两脚应放的位置，坐椅面的前1/2～2/3，并一次到位；坐定后，上身挺拔、双肩放松，双手位置准确 |
| 4. 走姿训练：起步前进时，身体重心前移，行走时落于两腿中间，双臂随步伐自然摆动，手指自然弯曲；脚尖向前，步幅适中，直线行走 | 头正颈直，双臂摆动自然，摆动幅度合适，脚尖朝前，呈直线行走，步幅、速度适中 |
| 5. 蹲姿训练：下蹲时右脚后退半步，双手在身后理顺裙摆，双膝关节弯曲，蹲下；起立时，膝关节伸直，提高重心，右脚回归原位 | 下蹲、起立时，上身直立，臀部向下，下蹲后，左脚全脚掌着地，左小腿与地面垂直，右脚前脚掌着地，脚跟提起，双腿并拢 |
| 6. 手姿训练 | |
| （1）握手：伸出右手，四指并拢，拇指张开，握住对方的手，一般1～3秒 | 打招呼并注视对方，站立位置合适，力度适中，时间合适，伸手的次序正确 |
| （2）指示手势：五指并拢，掌心向上并稍向内倾斜，指尖指向所指方向 | 五指并拢，掌心向上并稍向内倾斜，指尖指向所指方向 |

续表

| 操作流程 | 护理配合 |
| --- | --- |
| 7. 行礼训练 | |
| （1）鞠躬礼：注视受礼对象，男士双手自然下垂，手指紧贴两侧裤缝，女士双手相握贴于腹前，头、颈、背呈一条直线，以腰为轴向前倾斜，目光随身体倾斜看向下方 | 鞠躬角度正确，次数正确，还礼姿势正确 |
| （2）点头礼：面向来人并目视来人眼睛或扫视全体人员后，面带微笑，轻点头部 | 面向来人并目视来人眼睛或扫视全体人员后，轻点头部 |

**实训表 3-2　护士行为礼仪操作流程及护理配合**

| 操作流程 | 护理配合 |
| --- | --- |
| 1. 着装整齐 | |
| 2. 护士站姿、坐姿、走姿、蹲姿、行礼训练方法同基本行为训练 | |
| 3. 持病历夹：病历夹放于身体前面，病历夹放于身体侧面，阅读、书写病历 | 病历夹方位正确，手拿的位置准确，倾斜角度正确，主动为患者让行 |
| 4. 双手托盘底，肘关节弯曲呈 90°，贴于躯干，治疗盘的内侧缘距身体约一拳，手、前臂、上臂一起用力，保持治疗盘平稳 | 托治疗盘方法正确，治疗盘平稳、无倾斜，不用脚踢门，主动为患者让行 |
| 5. 推治疗车：站于治疗车后无护栏一侧，双手扶住车缘两侧护栏，上身略前倾，保持上身平直，双臂均匀用力，把稳方向，匀速行进 | 治疗车完好、润滑油充足，治疗车直线前进，未用车撞门，主动为患者让行 |
| 6. 搬放椅子：护士侧立于椅子后面，双脚前后分开，双膝关节屈曲半蹲，一手将椅背夹于手臂和身体之间，手握住椅背下缘中部，另一手自然扶住椅背上缘前端，轻轻将椅子搬离地面并前行 | 搬椅子方法正确，未碰撞其他物品或发出声响 |
| 7. 引导：分别练习他人问路时、上下楼、乘坐电梯、进门时的引导礼仪 | 引导者位置正确，行进速度合适，姿势正确 |

［实训评价］

**实训表 3-3　基本行为礼仪实训评价表**

<table>
<tr><th>班级</th><th></th><th>姓名</th><th></th><th>学号</th><th></th><th>时间</th><th></th></tr>
<tr><td>考评项目</td><td colspan="7">基本行为礼仪</td></tr>
<tr><td>考评内容</td><td colspan="5">考评标准</td><td>分值</td><td>得分</td></tr>
<tr><td>站姿</td><td colspan="5">身体挺拔、平衡，挺胸、收腹、提臀，使重心上升；头正颈直，下颌微收的幅度恰当，面部表情表达准确，精神饱满；两脚之间的距离合适</td><td>30 分</td><td></td></tr>
<tr><td>坐姿</td><td colspan="5">入座和离座时，保持上身直立，臀部向下，重心变换平稳；准确把握两脚应放的位置，坐椅面的前 1/2～2/3，并一次到位，使坐姿更显轻松、优美；坐定后，上身挺拔、双肩放松，双手位置准确，表情表达准确</td><td>15 分</td><td></td></tr>
<tr><td>走姿</td><td colspan="5">头正颈直、目不斜视；双臂摆动自然，摆动幅度合适；脚尖朝前，未出现“内八字”或“外八字”，呈直线行走，步幅大小合适，速度适中，身体平稳</td><td>15 分</td><td></td></tr>
</table>

续表

| 班级 | | 姓名 | | 学号 | | 时间 | |
|---|---|---|---|---|---|---|---|
| 蹲姿 | 下蹲、起立时，上身保持直立，臀部向下，重心平稳，不左右摇晃；下蹲后，左脚全脚掌着地，左小腿与地面垂直，右脚前脚掌着地，脚跟提起，双腿并拢；捡拾物品时，重心稍向下移 | | | | | 10 分 | |
| 手姿 | 五指并拢，掌心向上并稍向内倾斜，指尖指向所指方向 | | | | | 10 分 | |
| 行礼 | 姿势正确，要目视来人，面带微笑 | | | | | 10 分 | |
| 职业态度 | 考核过程中严谨认真 | | | | | 10 分 | |
| 总　　分 | | | | | | 100 分 | |

**实训表 3-4　护士行为礼仪实训评价表**

| 班级 | | 姓名 | | 学号 | | 时间 | |
|---|---|---|---|---|---|---|---|
| 考评项目 | 护士行为礼仪 | | | | | | |
| 考评内容 | 考评标准 | | | | | 分值 | 得分 |
| 基本行为礼仪 | 考核标准同实训表 3-3 | | | | | 40 分 | |
| 持病历夹 | 病历夹放于身体前面：病历夹正面面向身体，病历夹下缘靠在左季肋部，手掌握住病历夹一侧上 1/3 处，使病历夹与身体呈 45° 左右<br>病历夹放于身体侧面：病历夹贴放于侧腰部，正面面向身体，手掌握住病历夹一侧 1/2 处<br>阅读、书写病历：手握住病历夹上缘中部，前臂稍外展，上臂贴于躯干 | | | | | 10 分 | |
| 端治疗盘 | 双手拇指放在治疗盘外侧边缘中部，其余四指自然分开，肘关节弯曲呈 90°，治疗盘的内侧缘距身体约一拳，治疗盘平稳 | | | | | 10 分 | |
| 推治疗车 | 双手扶住车缘两侧护栏，双臂均匀用力，方向稳定，未发出较大声响，未撞门或其他物品 | | | | | 10 分 | |
| 搬放椅子 | 一手将椅背夹于手臂和身体之间，手握住椅背下缘中部，另一手自然扶住椅背上缘前端，未发出声响 | | | | | 10 分 | |
| 引导 | 引导者位置正确，行进速度合适，姿势正确 | | | | | 10 分 | |
| 职业态度 | 考核过程中严谨认真 | | | | | 10 分 | |
| 总　　分 | | | | | | 100 分 | |

［注意事项］

1. 所有的行为礼仪训练都应该在基本站姿的基础上完成。

2. 训练过程中始终应保持微笑。

［实训作业］

1. 写出行为礼仪实训课后的感想。

2. 写出自己在本次实训过程中存在的问题，并提出改善措施。

3. 每天安排 1 小时进行站姿、坐姿、走姿、蹲姿训练，在日常生活中正确应用各种手势和行礼。

## 实训4 护士言谈礼仪实训

在护理工作中运用灵活多变的方式与患者交流，体会语言交流的技巧和方法，充分体现护理言谈礼仪“治病”作用。

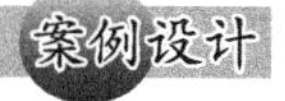


患者牛大爷的输液液体马上就要结束了，牛大爷的老伴儿去找护士处理。夜班护士小黄一个人正在治疗室内备药，一边是患者家属着急换药或是拔针，一边是护士谨慎地查对药物。请运用规范的语言表达进行有效的沟通，方式适宜，妥善处理。

**讨论：**如何在繁忙的护理工作中体现言谈礼仪？

［实训目的］

1. 了解　病区环境及相关规章制度。
2. 熟悉　言谈礼仪的技巧。
3. 掌握　护士言谈礼仪的原则、技巧和禁忌。

［实训准备］

1. 环境准备　模拟治疗室、病房等。
2. 用物准备　注射用物、静脉输液用物等。
3. 教师准备　对学生进行分组，指导学生按照情景设置的内容准备言谈提纲、编排角色。
4. 学生准备　复习言谈礼仪的内容。实训时班级学生分成若干组，每组5～6人，分别扮演护士、患者及患者家属。

［操作流程及护理配合］

**实训表4-1　护士言谈礼仪操作流程及护理配合**

| 操作流程 | 护理配合 |
| --- | --- |
| 1. 认真倾听 | 倾听患者家属的要求 |
| 2. 耐心答复 | 根据现场工作，正确答复患者家属的要求。态度和蔼、耐心 |
| 3. 立即处理 | 立即处理好手上工作，核对患者用药，立即赶至病房 |
| 4. 核对解释 | 核对解释患者用药 |
| 5. 洗手换瓶 | 七步洗手法洗手，换瓶 |
| 6. 调节滴速 | 调节输液瓶滴速，与患者病情相符 |
| 7. 交代致谢 | 交代患者注意事项，表示感谢 |
| 8. 洗手整理 | 七步洗手法洗手，整理用物 |

［实训评价］

**实训表4-2　护士言谈礼仪实训评价表**

<table>
<tr><td>班级</td><td></td><td>姓名</td><td></td><td>学号</td><td></td><td>时间</td><td></td></tr>
<tr><td>考评项目</td><td colspan="7">护士言谈礼仪</td></tr>
<tr><td>考评内容</td><td colspan="4">考评标准</td><td colspan="2">分值</td><td>得分</td></tr>
<tr><td rowspan="3">礼仪技能</td><td colspan="4">通过认真思考，能够根据不同场景恰当表达</td><td colspan="2">10分</td><td></td></tr>
<tr><td colspan="4">能够体谅并且照顾到患者的需求</td><td colspan="2">10分</td><td></td></tr>
<tr><td colspan="4">注重学习中的言谈礼仪，团队合作融洽</td><td colspan="2">10分</td><td></td></tr>
</table>

续表

<table>
<tr><th>班级</th><th></th><th>姓名</th><th></th><th>学号</th><th></th><th>时间</th><th></th></tr>
<tr><td>礼仪知识</td><td colspan="4">护士言谈礼仪在交往中的运用</td><td colspan="2">30 分</td><td></td></tr>
<tr><td rowspan="2">礼仪态度</td><td colspan="4">精神饱满，对患者态度热情、诚恳、亲切、关心，做到微笑服务</td><td colspan="2">10 分</td><td></td></tr>
<tr><td colspan="4">善于沟通，在学习过程中处处体现出较强的礼仪素质</td><td colspan="2">10 分</td><td></td></tr>
<tr><td rowspan="4">综合表现</td><td colspan="4">着装规范，符合角色身份需要</td><td colspan="2">5 分</td><td></td></tr>
<tr><td colspan="4">情景训练按照要求进行并全部完成</td><td colspan="2">5 分</td><td></td></tr>
<tr><td colspan="4">交谈内容较为全面；角色安排合理；表演连贯顺畅</td><td colspan="2">5 分</td><td></td></tr>
<tr><td colspan="4">语言文明规范；称谓使用恰当</td><td colspan="2">5 分</td><td></td></tr>
<tr><td colspan="5">总　　分</td><td colspan="2">100 分</td><td></td></tr>
</table>

［注意事项］

1. 使用正确的礼貌用语和称谓用语，语言准确规范，以构建和谐的护患关系。

2. 使用恰当的交谈技巧，消除患者紧张、焦虑等不良情绪。

3. 态度认真，准备充分，熟练掌握各项礼仪技能并灵活运用。

［实训作业］

某大学教授，博士生导师，男，48 岁，国家重点学科带头人。平日身体健康，婚姻美满，家庭和睦，孩子聪明好学。他在一次例行的体检中，被诊断为晚期肝癌。一向事业顺利、家庭和美，突遇挫折的他无法接受残酷的现实，陷入极度绝望之中。请通过语言交流使患者有勇气面对疾病，端正态度，树立战胜疾病的信心，信任护士，配合治疗。

## 实训 5　护士交往礼仪实训

护理工作的协作性很强。不同级别、不同年龄护士只有保持良好的人际关系、团结协作，使护理工作形成一个有机整体，才能保证护理工作井然有序地进行。

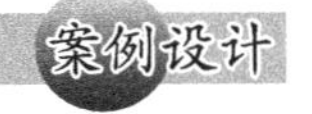


呼吸内科护士长刘梅接到大外科护士长电话，护理部主任及大外科护士长将来科室检查工作。刘梅现需接待护理部主任和大外科护士长，深入病房介绍科室工作及陪同搭乘电梯。请模拟刘梅的工作开展。

**讨论：**如何正确实施护际交往礼仪？

［实训目的］

1. 了解　护理工作对交往礼仪的要求。

2. 熟悉　电话礼仪和介绍礼仪、电梯礼仪的要领。

3. 掌握　护士交往礼仪在工作中的实际运用。

［实训准备］

1. 用物准备　电话。

2. 环境准备　模拟护士站及病房，模拟电梯环境。

3. 教师准备　着工作服，衣帽整洁得体。

4．学生准备 着装规范，表情自然亲切，符合护士行为规范。班级学生分成若干组，每组5～6人。课前分配角色，根据案例情景分别扮演角色内容。

［操作流程及护理配合］

**实训表 5-1 护士交往礼仪操作流程及护理配合**

| 操作流程 | 护理配合 |
| --- | --- |
| 1．接听电话 | 护士接听科室电话。及时接听、自报家门、认真倾听、积极应答 |
| 2．接待来宾 | 护士接待来宾，进行科室工作介绍。体现护际间交往礼仪、介绍礼仪、行走礼仪 |
| 3．陪同检查 | 护士陪同来宾搭乘电梯，体现电梯礼仪 |

［实训评价］

**实训表 5-2 交往礼仪实训评价表**

<table>
<tr><td>班级</td><td></td><td>姓名</td><td></td><td>学号</td><td></td><td>时间</td><td></td></tr>
<tr><td>考评项目</td><td colspan="7">护士交往礼仪</td></tr>
<tr><td>考评内容</td><td colspan="5">考评标准</td><td>分值</td><td>得分</td></tr>
<tr><td>仪表仪态</td><td colspan="5">衣帽整齐，举止端庄，表情自然亲切</td><td>10分</td><td></td></tr>
<tr><td>交往语言</td><td colspan="5">语言文明、规范，称谓恰当</td><td>20分</td><td></td></tr>
<tr><td>电话礼仪</td><td colspan="5">掌握拨打电话的正确顺序，规范使用电话文明用语</td><td>20分</td><td></td></tr>
<tr><td>电梯礼仪</td><td colspan="5">掌握出入电梯顺序，合理使用手势</td><td>10分</td><td></td></tr>
<tr><td>介绍礼仪</td><td colspan="5">用规范的手势及语言进行自我介绍和他人介绍、工作介绍</td><td>20分</td><td></td></tr>
<tr><td>情感态度</td><td colspan="5">对来宾态度热情、诚恳、亲切、关心</td><td>10分</td><td></td></tr>
<tr><td>创新合作</td><td colspan="5">情景编排有新意，内容完整；积极参与，共同协作</td><td>10分</td><td></td></tr>
<tr><td>总 分</td><td colspan="5">100分</td><td>100分</td><td></td></tr>
</table>

［注意事项］

1．训练时体现护士交往礼仪，规范操作。

2．态度热情、诚恳、亲切、关心。

［实训作业］

一位刚毕业的新护士，在为一位老年男性患者导尿时，反复插管也不能成功，于是求助于一位高年资护士，高年资护士很爽快地答应了。请你运用所学的知识完成这一次沟通。2名同学为一小组，一人扮演年轻护士，一人扮演高级责任护士。然后角色互换练习。

# 实训6 护士工作礼仪实训

## 一、常规护理工作礼仪实训

护理人员在与护理服务对象的接触过程中，要注意自己的行为，使之符合人际交往的行为规范。掌握适当的护理工作礼仪，利于促进护患关系，是提高医院护理质量的重要前提。

**案例设计** 患者江先生昨天刚做过胃大部分切除手术。早上，责任护士小冯来为他做口腔护理。

**讨论：**患者术后身体虚弱，护士操作时应用哪些礼仪要点，以取得患者配合？

［实训目的］

1. 了解　护理工作礼仪的基本原则。
2. 熟悉　护理工作中护士的言行举止及礼仪知识。
3. 掌握　规范的护理操作中的礼仪。

［实训准备］

1. 环境准备　模拟病区环境包括护士站、消化内科病房、标准床单位（床旁椅、床头柜、病床）、医生办公室、治疗室。

2. 用物准备　手腕带、病历夹、一次性口腔护理包、快速手消毒液、清洁治疗盘、手电筒、纱布、杯子（含漱口液）、必要时备外用药、水杯、牙刷。

3. 教师准备　提前2周布置任务，组织小组讨论及物品准备，情景展示中教师帮助指导，提出要求，并结合情境展示进行综合评价。

4. 学生准备　学生学前复习好课程内容。实训时班级学生分成若干组，每组5～6人。学生模拟护士：穿戴整洁的护士服、帽，表情端庄、仪态大方，符合护士角色形象。态度认真、一丝不苟，符合语言礼仪规范。学生模拟患者：穿着病员服，表情、神态符合患者当时的生理、心理需求。

［操作流程及护理配合］

**实训表6-1　常规护理工作礼仪操作流程及护理配合**

| 操作流程 | 护理配合 |
|---|---|
| 1. 七步洗手 | 七步洗手法洗手。先检查指甲，如过长应修剪 |
| 2. 操作前礼仪 | |
| （1）检查衣服是否适合自己的尺码及整洁程度、完好程度，扣子是否齐全 | 重点检查领口及袖口清洁度 |
| （2）核对患者姓名等基本信息及口腔黏膜状况 | 动作轻柔，言谈礼貌，解释清晰 |
| 3. 操作中礼仪 | |
| （1）安置体位 | |
| （2）擦拭外侧 | 操作技术娴熟，态度和蔼，关怀真诚到位 |
| （3）观察口腔 | |
| （4）擦拭口内 | |
| （5）漱口检查 | |
| 4. 操作后的礼仪 | |
| （1）整理用物 | 亲切地嘱咐和安慰，诚恳致谢 |
| （2）安慰解释 | |

［实训评价］

**实训表6-2　常规护理工作礼仪实训评价表**

| 班级 | | 姓名 | | 学号 | | 时间 | |
|---|---|---|---|---|---|---|---|
| 考评项目 | 常规护理工作礼仪 | | | | | | |
| 考评内容 | 考评标准 | | | 分值 | | 得分 | |
| 实训态度 | 态度端正、严谨认真，按要求完成实训内容。着装规范整齐，仪表端庄大方 | | | 10分 | | | |

续表

<table>
<tr><td>班级</td><td></td><td>姓名</td><td></td><td>学号</td><td></td><td>时间</td><td></td></tr>
<tr><td>职业能力</td><td colspan="4">掌握护理操作中的礼仪规范。操作过程中态度和蔼可亲，语调温柔亲切，恰当使用。护患沟通技巧完成护患交流。护理过程始终对患者持高度的责任心、爱心、同情心和耐心，建立和谐的护患关系。患者对护理质量满意</td><td colspan="2">40 分</td><td></td></tr>
<tr><td>创新意识</td><td colspan="4">内容的组织和运用有创意和独立见解，多角度多层次展示护士职业礼仪</td><td colspan="2">20 分</td><td></td></tr>
<tr><td>团队精神</td><td colspan="4">各小组成员互相帮助、虚心好学、谦虚礼让、友好相处，共同合作完成任务</td><td colspan="2">20 分</td><td></td></tr>
<tr><td>职业态度</td><td colspan="4">考核过程中严谨认真</td><td colspan="2">10 分</td><td></td></tr>
<tr><td colspan="5">总　分</td><td colspan="2">100 分</td><td></td></tr>
</table>

［注意事项］

1. 护患交流中，语言运用准确到位，正确应用称谓语、问候语、致谢语、询问语、鼓励语等，并注意禁忌语，恰当使用言谈沟通技巧。

2. 护理工作言谈中，注意语调平和自然，表情真诚，态度严谨。

3. 实训练习设计合理、具体真实。

［实训作业］

实训结束，书写反思日记，将护理操作前、中、后的礼仪要点归纳总结。

## 二、护士日常接待工作礼仪实训

护理人员规范的日常接待礼仪服务，能帮助患者消除对医院的陌生感和恐惧感、对疾病的无助感，也利于护士的日常工作更有效地开展。

**案例设计** 患者王某，男，60 岁，因冠心病收治入心血管病区治疗。上午 9:00，心内科护士站，办公室护士小刘接到住院管理科电话通知，要收治 1 名冠心病患者。按照工作程序，责任护士小王准备好床单位，调节室内温度、光线，准备好暖水瓶热水。15 分钟后，王某在家人陪伴下，来到护士站办理住院事宜。

**讨论**：护士小王如何接待入院患者？

［实训目的］

1. 了解　入院患者接诊流程。

2. 熟悉　入院患者入院接诊中护士的言行举止及礼仪知识。

3. 掌握　规范接诊礼仪运用于迎接入院患者的临床工作中。

［实训准备］

1. 环境准备　模拟病区环境包括护士站、心内科病房、标准床单位（床旁椅、床头柜、病床）、医生办公室、治疗室、检查室、健康宣教园地、开水间。

2. 用物准备　手腕带、病历夹、体重计、暖水瓶。

3. 教师准备　提前 2 周布置任务，组织小组讨论及物品准备，情景展示中教师帮助指导，提出要求，并结合情境展示进行综合评价。

4. 学生准备 学生学前复习好课程内容。实训时班级学生分成若干组，每组5～6人。学生模拟护士：穿戴整洁的护士服、帽，表情端庄、仪态大方，符合护士角色形象。态度认真、一丝不苟，符合语言礼仪规范。学生模拟患者：穿着病员服，表情、神态符合患者当时的生理、心理需求。

［操作流程及护理配合］

**实训表 6-3 护士日常接待工作礼仪操作流程及护理配合**

| 操作流程 | 护理配合 |
|---|---|
| 1. 入科接诊<br>患者进入心内科病区，到护士站办理入科手续<br>办公室护士自我介绍<br>使用迎接用语 | 精神饱满，主动起身，保持标准站姿<br>主动介绍，热情问候，亲切真诚，表达准确 |
| 2. 核对信息<br>核对患者姓名等基本信息<br>为患者佩戴手腕带<br>通知医生 | 轻声询问，主动关心<br>动作轻柔，松紧适度<br>及时报告，按时接诊 |
| 3. 评估患者，测量体重及身高 | 引导到位，准确读数，体贴周到 |
| 4. 通知责任护士<br>办公室护士通知责任护士并交接病情<br>责任护士向患者自我介绍 | 认真交接，信息完整，良好协作<br>主动接管，主动介绍 |
| 5. 进入病房<br>引导患者进入病房<br>安顿休息、倒杯热水 | 礼貌引领，视情搀扶<br>提拿物品，先行开门 |
| 6. 介绍病房环境，如房间设施、呼叫器使用方法、卫生间应急开关<br>介绍同病房病友<br>介绍作息时间、用餐时间、查房时间和住院制度 | 简洁明了，讲清用途<br>表达清楚，语气委婉，避免使用命令式的生硬语言 |
| 7. 介绍病区环境、介绍护士站、医生办公室、治疗室、检查室、健康宣教园地等 | 顺序得当，讲清功能 |
| 8. 入院健康宣教 | 强调要求，耐心解答 |

［实训评价］

**实训表 6-4 护士日常接待工作礼仪实训评价表**

<table>
<tr><th>班级</th><th></th><th>姓名</th><th></th><th>学号</th><th></th><th>时间</th><th></th></tr>
<tr><td>考评项目</td><td colspan="7">护士日常接待工作礼仪</td></tr>
<tr><td>考评内容</td><td colspan="4">考评标准</td><td colspan="2">分值</td><td>得分</td></tr>
<tr><td>实训态度</td><td colspan="4">态度端正、严谨认真，按要求完成实训内容。着装规范整齐，仪表端庄大方</td><td colspan="2">10分</td><td></td></tr>
<tr><td>职业能力</td><td colspan="4">掌握入院护理工作礼仪规范及操作礼仪规范。工作语言文明、规范，态度和蔼可亲，语调温柔亲切，恰当使用。护患沟通技巧完成护患交流，达到最佳交流效果。始终对患者持高度的责任心、爱心、同情心和耐心，建立和谐的护患关系</td><td colspan="2">40分</td><td></td></tr>
</table>

续表

| 班级 | | 姓名 | | 学号 | | 时间 | |
|---|---|---|---|---|---|---|---|

| | | | |
|---|---|---|---|
| 创新意识 | 内容的组织和运用有创意和独立见解，多角度多层次展示护士职业礼仪。善于观察、发现问题，具有评判性思维能力和灵活的应变能力 | 20分 | |
| 团队精神 | 各小组成员互相帮助、虚心好学、谦虚礼让、友好相处，共同合作完成任务 | 20分 | |
| 职业态度 | 考核过程中严谨认真 | 10分 | |
| 总　分 | | 100分 | |

［注意事项］

1. 接待患者耐心细致。
2. 展现护士良好职业形象。

［实训作业］

以小组形式总结入院接诊中护士的言行举止及礼仪规范，并设计相应案例，小组合作、角色扮演。

## 三、各部门护士工作礼仪实训

医院不同的部门，开展护理工作礼仪的要求略有不同，只有技术精湛、理论知识丰富，并掌握不同科室的护理工作礼仪，才能顺利地完成日常护理工作，赢得患者的信赖。

**案例设计** 患者，刘某，女，39岁，中学教师。近半年时间经周期缩短、经期延长、经血量增多。经临床诊断为多发性子宫肌瘤，入院并准备手术。护士小丽，是手术室巡回护士，手术前一日来到妇科病房为患者做手术前的工作，到病房后发现患者低着头，很有顾虑，不愿与人说话，术前焦虑，状态很差。

**讨论：**根据患者的情况，护士小丽应如何与患者交谈，确保患者以最佳的心理状态去迎接手术？

［实训目的］

1. 了解　正确运用解释语、安慰语、问候语、称谓语。
2. 熟悉　岗位护理工作的礼仪规范。
3. 掌握　有效的沟通技巧，与患者建立良好的护患关系。

［实训准备］

1. 环境准备　模拟手术室环境包括护士站、床单位。

2. 用物准备　手腕带、病历夹、护理车、处置盘、注射器、药物、血压计、听诊器、体温计、弯盘、纱布、消毒液、锐器盒。

3. 教师准备　提前2周布置任务，组织小组讨论及物品准备，情景展示中教师帮助指导，提出要求，并结合情景展示进行综合评价。

4. 学生准备　学生学前复习好课程内容。实训时班级学生分成若干组，每组5～6人。学生模拟护士：穿戴整洁的护士服、帽，表情端庄、仪态大方，符合护士角色形象。态度认真、一丝不苟，符合语言礼仪规范。学生模拟患者：穿着病员服，表情、神态符合患者当时的生理、心理需求。

［操作流程及护理配合］

实训表 6-5　各部门护士工作礼仪操作流程及护理配合

| 操作流程 | 护理配合 |
|---|---|
| 1. 七步洗手 | 七步洗手法洗手。先检查指甲，如过长应修剪 |
| 2. 检查衣服 | 检查衣服尺码、整洁度、完好度，扣子是否齐全。重点检查领口及袖口清洁度 |
| 3. 核对患者姓名等基本信息 | 言谈礼貌，解释清晰 |
| 4. 科学做好术前宣教，稳定患者情绪 | 注意保护患者个人隐私 |
| 5. 术后及时告知手术效果 | 避免使用伤害性语言，耐心解答 |
| 6. 及时帮助患者缓解疼痛 | 技术娴熟，动作轻柔，人文关怀到位，亲切地嘱咐和安慰 |
| 7. 鼓励患者积极面对术后的特殊状态 | |

［实训评价］

实训表 6-6　各部门护士工作礼仪实训评价表

| 班级 | | 姓名 | | 学号 | | 时间 | |
|---|---|---|---|---|---|---|---|
| 考评项目 | 常规护理工作礼仪 | | | | | | |
| 考评内容 | 考评标准 | | | | | 分值 | 得分 |
| 实训态度 | 态度端正、严谨认真，按要求完成实训内容。着装规范整齐，仪表端庄大方 | | | | | 10 分 | |
| 职业能力 | 掌握不同岗位护理工作礼仪的特点。掌握护患沟通技巧完成护患交流。护理过程始终对患者持高度的责任心、爱心、同情心和耐心，建立和谐的护患关系。护理过程中态度和蔼可亲，语调温柔亲切，指导患者建立最佳的身心状态以迎接手术 | | | | | 40 分 | |
| 创新意识 | 内容的组织和运用有创意和独立见解，多角度多层次展示护士职业礼仪 | | | | | 20 分 | |
| 团队精神 | 各小组成员互相帮助、虚心好学、谦虚礼让、友好相处，共同合作完成任务 | | | | | 20 分 | |
| 职业态度 | 考核过程中严谨认真 | | | | | 10 分 | |
| 总　分 | | | | | | 100 分 | |

［注意事项］

1. 护患沟通过程的语言运用准确到位，正确应用称谓语、问候语、致谢语、询问语、鼓励语等。

2. 注意禁忌语，恰当使用言谈沟通技巧。

［实训作业］

小组讨论，如何运用本章所学知识对不同科室的患者灵活选择交谈话题，以建立和谐的护患关系。

## 实训 7　护士求职礼仪实训

求职礼仪通过求职者的仪表、仪态、言谈、举止及应聘资料等体现求职者的内在素质，护士应聘时必须掌握必要的惯例和技巧，遵从期间的礼仪规范，才能获得理想的职位。

**案例设计** 某三甲医院招聘，2017 年护理专业毕业生小王 8:00 左右来到某医院会议室门口候考，准备面试。8:30 小王被一位工作人员通知准备 10 分钟后进考场面试。

**讨论：** 小王面试前、中、后应注意哪些礼仪要点？

［实训目的］

1. 了解　书面求职礼仪的要求，灵活运用有效的书面沟通技巧。

2. 熟悉　面试中仪容形象、言行举止、行为礼仪知识、面试后礼仪。

3. 掌握　有效的沟通技巧，与考官建立良好的合作关系。

［实训准备］

1. 环境准备　模拟考场、环境整洁明亮宽敞。

2. 用物准备　桌子、椅子、记录本、书面求职信。

3. 教师准备　提前 2 周布置任务，组织小组讨论及物品准备，情景展示中教师帮助指导、提出要求，并结合情景展示进行综合评价。

4. 学生准备　学生学前复习好课程内容。实训时班级学生分成若干组，每组 5～6 人。学生模拟护士：穿戴整洁的护士服、帽，表情端庄、仪态大方，符合护士角色形象。态度认真、一丝不苟，符合语言礼仪规范。学生模拟患者，穿着病员服，表情、神态符合患者当时的生理、心理需求。

［操作流程及护理配合］

**实训表 7-1　护士求职礼仪操作流程及护理配合**

| 操作流程 | 护理配合 |
|---|---|
| 1. 修剪指甲 | 检查指甲，如过长应修理 |
| 2. 面试前礼仪 | |
| （1）认识准备 | 网络查询，与学校就业指导办公室等积极沟通 |
| 了解行业方面信息 | |
| 熟悉用人单位情况，充分认识自我 | |
| （2）求职材料准备 | 个人简历、学习工作经历、证明材料、推荐材料、联系方式等 |
| （3）心理准备 | 克服恐惧，充满自信 |
| （4）形象准备 | 整洁规范，女性化淡妆，男性深色西装 |
| 3. 面试中礼仪 | |
| （1）提前到达 | 认真有礼 |
| （2）入室敲门 | 真挚热情 |
| （3）学会微笑，递物大方 | 举止优雅，不卑不亢 |
| （4）谨慎入座，姿势良好 | |
| （5）善于思考，灵活应答主考官问题 | 表现从容镇定，掌握发问的合适时机 |
| 4. 面试后的礼仪 | |
| 握手告别 | 把握力度，握手轻，以三五秒为宜 |
| 感谢对方 | 现场感谢，面试后 2 天内电话感谢，时间不超过 5 分钟 |
| 咨询结果 | 面试 2 周后或主考官许诺的通知时间内。未收到答复时，可写信或打电话给招聘医院咨询结果 |

［实训评价］

**实训表 7-2　护士求职礼仪实训评价表**

| 班级 | | 姓名 | | 学号 | | 时间 | |
|---|---|---|---|---|---|---|---|
| 考评项目 | 护士求职礼仪 | | | | | | |
| 考评内容 | 考评标准 | | | | 分值 | 得分 | |
| 实训态度 | 态度端正、严谨认真，按要求完成实训内容。着装规范整齐，仪表端庄大方 | | | | 10 分 | | |
| 职业能力 | 掌握求职面试礼仪规范。面试时语言是否文明、礼貌、准确、规范，形象是否文雅、举止是否大方，语调是否平和，表情是否真诚，态度是否严谨，条理是否清楚。能否恰当使用言谈沟通技巧完成与考官的交流，达到最佳交流效果。护生在情境练习中，是否具有较强的自信心，并能很快取得考官的信赖，建立良好的合作关系 | | | | 40 分 | | |
| 创新意识 | 面试内容的组织和运用是否有创意和独立见解，是否多角色、多角度展示护生面试礼仪。在实训中是否善于观察、发现问题，具有评判性思维能力和机智灵活的应变能力 | | | | 20 分 | | |
| 团队精神 | 各小组成员是否能互相帮助、虚心好学、谦虚礼让、友好相处，精诚合作完成任务。通过实训学生是否从中感受到集体力量的强大，精心设计、人人参与、共同提高 | | | | 20 分 | | |
| 职业态度 | 考核过程中严谨认真 | | | | 10 分 | | |
| 总　分 | | | | | 100 分 | | |

［注意事项］

1. 通过角色扮演，使学生体会使用各种面试的技巧及禁忌，与各种面试官进行有效沟通，建立和谐的合作关系。

2. 实训练习设计合理、具体真实。

［实训作业］

1. 自己设计一份求职信。

2. 小组讨论：如何将求职礼仪灵活运用于面试过程中，以提升自己的人格魅力。

## 实训 8　西餐礼仪实训

随着中西文化交流的不断深入与涉外交往活动的不断增多，西餐已经逐渐进入中国人的生活，掌握基本的就餐礼仪是提升自我修养的重要组成部分。

**案例设计**　李怡夫妇有重要外地客人来访，客人为夫妇二人。为了表达地主之谊，李怡夫妇二人选择在典雅的西餐厅招待客人。那么在西餐用餐过程中，在位次安排、餐巾使用、在不同用餐环节餐具的使用等方面，应注意哪些礼仪呢？

**讨论：**西餐礼仪的原则和具体要求有哪些？

［实训目的］

1. 了解　西餐礼仪在社交生活中的重要意义。

2. 熟悉　位次礼仪和餐巾礼仪、餐具使用礼仪的要领。

3．掌握　西餐礼仪在就餐过程的实际运用。

［实训准备］

1．环境准备　教室模拟餐厅。

2．用物准备　西餐餐具、模拟食物。

3．教师准备　示教视频。课前角色分配。

4．护生准备　课前复习好课程内容。实训时班级学生分组，每组 5～6 人。

［操作流程及护理配合］

**实训表 8-1　西餐用餐礼仪操作流程及护理配合**

| 操作流程 | 护理配合 |
|---|---|
| 1．播放示教视频 | 观看视频，掌握操作顺序 |
| 2．入座 | 检查位次顺序，体态端庄得体 |
| 3．餐巾使用 | 餐巾在用餐开始、中途离席、用餐结束的使用方法 |
| 4．餐具使用 | 餐具在用餐过程中不同菜品的使用方法 |

［实训评价］

**实训表 8-2　西餐礼仪实训评价表**

<table>
<tr><th>班级</th><th></th><th>姓名</th><th></th><th>学号</th><th></th><th>时间</th><th></th></tr>
<tr><td>考评项目</td><td colspan="7">西餐礼仪</td></tr>
<tr><td>考评内容</td><td colspan="5">考评标准</td><td>分值</td><td>得分</td></tr>
<tr><td>入座</td><td colspan="5">位次顺序正确，体态端庄</td><td>10 分</td><td></td></tr>
<tr><td>餐巾使用</td><td colspan="5">餐巾在用餐开始、中途离席、用餐结束时的正确使用</td><td>20 分</td><td></td></tr>
<tr><td rowspan="7">餐具使用</td><td colspan="5">餐前餐具位置正确摆放</td><td>10 分</td><td rowspan="7"></td></tr>
<tr><td colspan="5">用餐牛排时的餐具正确使用</td><td>10 分</td></tr>
<tr><td colspan="5">用餐面包时的餐具正确使用</td><td>10 分</td></tr>
<tr><td colspan="5">用餐面条时的餐具正确使用</td><td>10 分</td></tr>
<tr><td colspan="5">用餐暂时离席时的餐具摆放</td><td>10 分</td></tr>
<tr><td colspan="5">用餐喝汤时的餐具正确使用</td><td>10 分</td></tr>
<tr><td colspan="5">用餐结束时的餐具摆放</td><td>10 分</td></tr>
<tr><td colspan="6">总　　分</td><td>100 分</td><td></td></tr>
</table>

［注意事项］

1．西餐用餐过程中对位次顺序、餐巾使用、餐具在不同菜品中的正确使用。

2．实训练习设计合理、具体真实，提升护生基本素养。

［实训作业］

以四人为单位分组模拟练习，分别角色为男主人、女主人、男主宾、女主宾。进行西餐用餐训练，注意入座位置、体态，餐巾使用，西餐流程，餐具的使用方法。

# 参考文献

高燕．2011．护理礼仪与人际沟通．第 2 版．北京：高等教育出版社
耿洁，吴彬．2015．护理礼仪．第 3 版．北京：人民卫生出版社
李辉，秦东华．2012．护理礼仪．北京：高等教育出版社
李如竹，曾晓英．2006．护患沟通．北京：人民卫生出版社
李晓阳．2011．护理礼仪．第 2 版．北京：高等教育出版社
刘桂瑛．2012．护理礼仪．第 2 版．北京：人民卫生出版社
刘宇．2008．护理礼仪．第 2 版．北京：人民卫生出版社
乔国华．2015．现代美容实训技术．北京：高等教育出版社
秦东华．2014．护理礼仪与人际沟通．北京：人民卫生出版社
王凤荣．2013．护理礼仪与人际沟通．北京：北京大学医学出版社
王燕，丁宏伟．2016．护理礼仪与人际沟通（修订版）．北京：科学出版社
王颖．2016．医护礼仪与形体训练．北京：科学出版社
徐晓霞．2007．护士礼仪教程．北京：人民卫生出版社
曾萍萍．2013．护理礼仪与人际沟通．北京：人民卫生出版社
张翠娣．2015．护理礼仪．北京：中国中医药出版社
赵国琴．2013．护理礼仪．北京：科学出版社

# 教学基本要求

## 一、课程性质和课程任务

护理礼仪是卫生职业教育护理专业的一门专业课程，课程立足专业性，体现实用性，是一门以公共礼仪为基础，研究护理过程中护士行为规范的综合性应用学科。重视礼仪、学习礼仪、应用礼仪是提高护士综合素质，提升护理品质的一项重要内容。本课程的任务是使学生了解护理礼仪的基本理论和知识，掌握礼仪在护理工作中的应用技巧，培养护理专业学生良好的职业素质和行为习惯，为今后学习各门专业课程及从事护理工作奠定基础。

## 二、课程教学目标

（一）职业素养目标

1. 具有良好的职业道德、职业素质和职业礼仪修养。
2. 具有健康的心理和认真负责的职业态度，能予服务对象以人文关怀。
3. 具有勤学善思的学习习惯、细心严谨的工作作风、较强的适应能力，团队合作的职业意识及良好的沟通能力，关心尊重爱护患者。
4. 具有终身学习的理念，在学习和实践中不断地思考问题、研究问题、解决问题。

（二）专业知识和技能

1. 掌握礼仪的概念、原则及护理礼仪的概念和特征。
2. 掌握护士仪容的具体要求，掌握护士服的着装原则和具体要求。
3. 掌握护士基本行为礼仪，掌握护士言谈礼仪原则、技巧和禁忌。
4. 熟悉护士与患者、与同事的交往礼仪，熟悉护士工作礼仪原则和规范。
5. 了解护士书面和面试求职礼仪，了解涉外礼仪常识。
6. 具备规范、熟练的护理礼仪操作技能，把所学礼仪知识运用于日常生活和工作实践中。

## 三、教学内容和要求

| 教学内容 | 教学要求 | | | 教学活动参考 |
|---|---|---|---|---|
| | 了解 | 熟悉 | 掌握 | |
| 一、绪论 | | | | 理论讲授 |
| （一）礼仪的基本概念 | | | | 案例教学 |
| 1. 礼仪的概念 | | | √ | 多媒体演示 |
| 2. 礼仪的分类 | √ | | | |
| 3. 礼仪的原则 | | | √ | |
| 4. 礼仪的作用 | | √ | | |
| （二）护理礼仪的基本概念 | | | | |
| 1. 护理礼仪的含义 | | | √ | |
| 2. 护理礼仪的特征 | | | √ | |
| 3. 护理礼仪的作用 | | √ | | |
| 4. 护理礼仪修养的培养方法 | | √ | | |
| 二、护士仪容礼仪 | | | | 理论讲授 |
| （一）头面仪容 | | | | 案例教学 |
| 1. 发型礼仪 | | √ | | 多媒体演示 |

续表

| 教学内容 | 教学要求 | | | 教学活动参考 |
| --- | --- | --- | --- | --- |
| | 了解 | 熟悉 | 掌握 | |
| 2. 面容礼仪 | | √ | | 角色扮演 |
| 3. 化妆礼仪 | | | √ | 小组讨论 |
| (二) 表情仪容 | | | | |
| 1. 眼神 | | | √ | |
| 2. 笑容 | | | √ | |
| (三) 护士仪容礼仪 | | | | |
| 1. 护士仪容礼仪的基本原则 | | | √ | |
| 2. 护士仪容礼仪的具体要求 | | | √ | |
| 三、护士服饰礼仪 | | | | 理论讲授 |
| (一) 着装礼仪 | | | | 案例教学 |
| 1. 着装的基本原则 | | | √ | 多媒体演示 |
| 2. 不同场合的着装 | | | √ | 角色扮演 |
| 3. 着装的注意事项 | | | √ | 小组讨论 |
| (二) 配饰礼仪 | | | | |
| 1. 配饰的基本原则 | | √ | | |
| 2. 实用性配饰使用 | √ | | | |
| 3. 装饰性配饰使用 | √ | | | |
| (三) 护士服饰礼仪 | | | | |
| 1. 护士服着装原则 | | | √ | |
| 2. 护士服着装具体要求 | | | √ | |
| 四、护士行为礼仪 | | | | 理论讲授 |
| (一) 基本行为礼仪 | | | | 案例教学 |
| 1. 站姿 | | √ | | 多媒体演示 |
| 2. 坐姿 | | √ | | 角色扮演 |
| 3. 走姿 | | √ | | 小组讨论 |
| 4. 蹲姿 | | √ | | |
| 5. 手姿 | | √ | | |
| 6. 行礼 | | √ | | |
| (二) 护士行为礼仪 | | | | |
| 1. 护士站姿 | | | √ | |
| 2. 护士坐姿 | | | √ | |
| 3. 护士走姿 | | | √ | |
| 4. 护士蹲姿 | | | √ | |
| 5. 护士持病例夹礼仪 | | | √ | |
| 6. 护士端治疗盘礼仪 | | | √ | |
| 7. 护士推治疗车礼仪 | | | √ | |
| 8. 护士搬放椅子礼仪 | | | √ | |
| 9. 护士引导礼仪 | | | √ | |
| 五、护士言谈礼仪 | | | | 理论讲授 |
| (一) 言谈的基本礼仪 | | | | 案例教学 |
| 1. 言谈礼仪的原则 | | √ | | 多媒体演示 |
| 2. 言谈礼仪的技巧 | | √ | | 角色扮演 |
| (二) 护士言谈礼仪 | | | | 小组讨论 |
| 1. 护士言谈礼仪的原则 | | | √ | |
| 2. 护士言谈礼仪的技巧 | | | √ | |
| 3. 护士言谈礼仪的禁忌 | | | √ | |
| 4. 护理职业用语 | | | √ | |
| 六、护士交往礼仪 | | | | 理论讲授 |
| (一) 基本交往礼仪 | | | | 案例教学 |
| 1. 称谓礼仪 | | √ | | 多媒体演示 |
| 2. 介绍礼仪 | | √ | | 角色扮演 |
| 3. 电话礼仪 | | √ | | 小组讨论 |
| 4. 出行礼仪 | | √ | | |
| (二) 护士交往礼仪 | | | | |
| 1. 与患者的交往礼仪 | | | √ | |
| 2. 与同事的交往礼仪 | | | √ | |
| 七、护士工作礼仪 | | | | 理论讲授 |
| (一) 常规护理工作礼仪 | | | | 案例教学 |
| 1. 护理工作礼仪的基本原则 | | | √ | 多媒体演示<br>角色扮演 |
| 2. 护理操作中的礼仪规范 | | | √ | 小组讨论 |
| 3. 常用护理操作礼仪范例 | | √ | | |
| (二) 护士日常接待工作礼仪 | | | | |
| 1. 接待礼仪 | | | √ | |
| 2. 送别礼仪 | | | √ | |
| (三) 各部门护士工作礼仪 | | | | |
| 1. 办公室工作礼仪 | | √ | | |
| 2. 门诊护士工作礼仪 | | √ | | |
| 3. 急诊护士工作礼仪 | | √ | | |
| 4. 病房护士工作礼仪 | | √ | | |
| 5. 手术室护士工作礼仪 | | √ | | |
| 八、护士求职礼仪 | | | | 理论讲授 |
| (一) 求职礼仪概述 | | | | 案例教学 |
| 1. 求职礼仪的概念 | | √ | | 多媒体演示 |
| 2. 求职礼仪的特点 | | √ | | 角色扮演 |
| (二) 书面求职礼仪 | | | | 小组讨论 |
| 1. 求职信的写作方法 | | √ | | |
| 2. 个人简历的写作方法 | | √ | | |

续表

| 教学内容 | 教学要求 | | | 教学活动参考 |
| --- | --- | --- | --- | --- |
| | 了解 | 熟悉 | 掌握 | |
| 3. 书面求职材料的礼仪要求 | | | √ | |
| （三）面试求职礼仪 | | | | |
| 1. 面试前的准备 | | | √ | |
| 2. 面试中的礼仪 | | | √ | |
| 3. 面试后的礼仪 | | | √ | |
| 4. 面试技巧和禁忌 | | | √ | |
| 九、涉外礼仪 | | | | 理论讲授 |
| （一）涉外礼仪的概述 | | | | 案例教学 |
| 1. 涉外礼仪及其特点 | | √ | | 多媒体演示 |
| 2. 涉外礼仪的基本原则 | | | √ | 角色扮演 |
| （二）涉外交往基本礼仪 | | | | 小组讨论 |
| 1. 着装礼仪 | | | √ | |
| 2. 迎送礼仪 | | | √ | |
| 3. 餐饮礼仪 | | | √ | |
| 4. 馈赠礼仪 | | | √ | |
| （三）部分国家习俗礼仪和禁忌 | | | | |
| 1. 部分国家的习俗礼仪 | √ | | | |
| 2. 部分国家的习俗禁忌 | | √ | | |

## 四、学时分配建议（54学时）

| 教学内容 | 学时数 | | |
| --- | --- | --- | --- |
| | 理论 | 实践 | 小计 |
| 一、绪论 | 2 | 0 | 2 |
| 二、护士仪容礼仪 | 4 | 2 | 6 |
| 三、护士服饰礼仪 | 2 | 2 | 4 |
| 四、护士行为礼仪 | 4 | 6 | 10 |
| 五、护士言谈礼仪 | 4 | 4 | 8 |
| 六、护士交往礼仪 | 4 | 4 | 8 |
| 七、护士工作礼仪 | 4 | 4 | 8 |
| 八、护士求职礼仪 | 2 | 2 | 4 |
| 九、涉外礼仪 | 2 | 2 | 4 |
| 合计 | 28 | 26 | 54 |

## 五、教学基本要求说明

### （一）适用对象与参考学时

本教学大纲可供护理、助产、涉外护理等专业使用，总学时为54学时，其中理论教学28学时，实践教学26学时。

### （二）教学要求

1. 本课程对理论教学部分要求有掌握、理解、了解三个层次。掌握是指对护理礼仪中所学的基本知识、基本理论具有深刻的认识，并能灵活地应用所学知识分析、解释生活现象和临床问题。理解是指能够解释、领会概念的基本含义并会应用所学技能。了解是指能够简单理解、记忆所学知识。

2. 本课程突出以培养能力为本位的教学理念，在实践技能方面分为熟练掌握和学会两个层次。熟练掌握是指能够独立娴熟地进行正确的实践技能操作。学会是指能够在教师指导下进行实践技能操作。

（三）教学建议

1. 在教学过程中要积极采用现代化教学手段，加强直观教学，充分发挥教师的主导作用和学生的主体作用。注重理论联系实际，并组织学生开展必要的临床案例分析讨论，以培养学生的分析问题和解决问题的能力，使学生加深对教学内容的理解和掌握。

2. 实践教学要充分利用教学资源，案例分析讨论等教学形式，充分调动学生学习的积极性和主观能动性，强化学生的动手能力和专业实践技能操作。

3. 教学评价应通过课堂提问、布置作业、单元目标测试、案例分析讨论、期末考试等多种形式，对学生进行学习能力、实践能力和应用新知识能力的综合考核，以期达到教学目标提出的各项任务。

# 自测题选择题参考答案

**第 1 章**

1. B　2. C　3. A　4. C　5. D

**第 2 章**

1. B　2. A　3. B　4. C　5. A　6. C　7. B　8. E　9. B　10. A
11. D　12. E　13. C　14. A　15. C

**第 3 章**

1. D　2. C　3. E　4. A　5. B　6. D　7. D　8. C　9. B　10. E

**第 4 章**

1. E　2. D　3. B　4. C　5. D

**第 5 章**

1. D　2. A　3. B　4. B　5. C　6. C　7. A　8. B　9. C　10. E

**第 6 章**

1. C　2. B　3. B　4. D　5. A　6. B　7. B　8. A　9. C　10. D

**第 7 章**

1. D　2. A　3. A

**第 8 章**

1. B　2. A

**第 9 章**

1. D　2. C　3. B　4. D　5. D　6. A　7. B　8. B　9. C